医療過誤 遺族がしてきたこと

――たった一人、真相糾明、20の戦法

奥田 五郎

知玄舎

はじめに

この本は医療過誤被害者の方達のお役に立つのではないかと思い、心を込めて書きました。

私の妻は２００６年11月に医療過誤で突然余命３か月から６か月の死の宣告を受け、２００７年11月に亡くなりました。

本書は、２００６年11月から２０１５年３月までの９年間にわたる千葉市行政と医療機関との「真相糾明」のためのたたかいの記録です。民事裁判の記録ではありません。個人が孤立無援の中、ない知恵を振り絞って挑んでいった、真相糾明の記録です。

今もこのたたかいは継続中です。終わりはないかもしれません。真の意味の終わりは、妻のような異常な医療過誤による死がなくなった時です。

医療過誤、当然のことながら初めての経験でした。当初は何もわからずに、妻の介護をしながらしょっちゅう壁にぶつかりました。その都度どうしたらいいかを考え、いろいろな角度から新しい方法を見つけてたたかってきました。

医療過誤の被害者の方の中には、新しい方法がわからずにあきらめて挫折していく方もいらっしゃると思います。私が悩み考えた末に思いつき実行した多くの方法が、そのような時に役に立つのではないかと思います。また最初からいろいろなやり方がわかっていたほうが、時間の無駄がなく効率的であり効果が上がります。

多くの医療過誤の被害者の方は、やり方がわからずに途中であきらめてしまう人が大半です。それこそ相手方（医療機関や行政等）の思う壺です。相手方はあなたを孤立させ、あきらめさせようとしているのです。挫折するのを望んでいるのです。負けてはいけません。

そのような時に、この本を読んでいただければ相手の手の内も少しはわかったり、次の一手が思い浮かんでくると思います。「よし、この方法をやってみよう。この方法をプラスしてみるか。こんなやり方もあったのか。こんなことで挫折してたまるか。弔い合戦だ、よしやってやるぞ、負けてたまるか」等、ヒントが出てくると思います。

医療過誤の被害者の方達は、初めての体験ですのでどうたたかったらいいのかがわかりません。そのためやり方が10あったら、その内の2か3位しか実行せずにあきらめて終わっています。お亡くなりになった方のためにもすべての方法をやってみてください。

成功したやり方があったら、その方法を発信して医療過誤の被害者の方達の共有財産にしてください。お願いします。

今、医の世界では、この原稿を書いているわずか数か月間だけでも次から次へと異常すぎる医療過誤・医療事故を起こしています。

千葉県ガンセンターで同一医師による手術で9人もの患者が相次いで死亡しました。

東京女子医大病院では5年間にわたり、恒常的に禁止薬を幼い子ども達に投与し、12人の子ども達を次々と死（殺）なせています。

千葉県がんセンターでは内部告発により事故が発覚しました。ところが東京女子医大病院では5年間もの間、内部告発すらありませんでした。医療関係者全員が麻痺しているのです。こわいことです。

東京女子医大病院は過去にも人工心肺事件やカルテ改ざん等で有罪判決を受けているのです。それでも組織の体質は改善されていません。

町田市のあけぼの第二クリニックでは医師が透析患者のチューブを抜いて血を逆流させ、殺しを謀りました。医師は「誰でもいいから人を殺したかった」と警察の取り調べで話しています。医者に命を狙われたら助かることができるのでしょうか。

群馬大学病院でも一人の医師が腹腔鏡手術で8人の方を死亡させています。さらにこの医師は、これ以外にも開腹による肝臓手術で10人の方の尊い命を奪っています。たった5年間で18人が死亡しているのです。なぜ病院関係者は異常に気が付かなかったのでしょうか。

私達は医療機関や医者を今までどおり信頼していいのでしょうか。他にもこのような医者や医療機関はあるのでしょうか。自主防衛が必要なのでしょうか。

考えられないような医療過誤死は姿を変えた殺人とは言えないのでしょうか。町田市のあけぼの病院では過去に透析患者の主婦の方が、チューブが抜けて大量出血で死亡しています。

この4例からでもわかるように、医療過誤は同じ人、同じ医療機関で繰り返される傾向が強いのです。医療過誤を繰り返し起こすリピーター医師、リピーター医療機関です。妻の場合も同じだと思います。風化させてはいけません。

マスコミの方達は圧力に負けずに取材を続け、積極的に報道して警鐘を鳴らし続けてください。

医療者の方達は信頼を取り戻すことに全力を尽くしてください。医療過誤をなくしてください。

私達医療過誤の被害者は、異常な医療過誤死がなくなるまで声をあげ続けていきます。

三位一体（マスコミ、医療機関、医療過誤の被害者）、これこそが医療過誤をなくす道なのです。切にお願いします。

平成27（２０１５）年2月10日

奥田　五郎

※この本に書かれている事は、多くの真面目に医療に取り組んでいる医療者のことではありません。一部の不正をする医療者のことです。悪しからずご了承ください。日々真剣に医療に取り組んで下さっている医療関係者の方々の努力には、頭が下がる思いでいます。

目次

第5章「もう辞めたの」と闘病中の妻の驚きの声、弁護士降板（平成19年）　78

第19章　医療過誤の遺族の素朴な疑問――厚生労働省へ10の質問とお願い

第1章　え！こんなことってあるの——異常陰影（がん）に気がついていて教えなかった医師と千葉市

◎「異常なし」から突然「末期ガン」宣告

千葉市のクリニックで、私の妻は平成17年度、18年度と千葉市の基本健康診査を受診しました。17年度は陰影を見誤り、そして18年度のカルテには明確に「陰影昨年より大きい」と記載されていました。

ところが信じられないことですが、「異常なし。大丈夫です」と、妻には虚偽の診断報告をしていたのです。また、妻に渡された唯一の記録、千葉市発行の「千葉市基本健康診査、受診記録票」にも異常なし、他の医療機関にも依頼しないと虚偽記載していました。

妻は〝うそ〟をつかれているとは夢にも思わず、今年も大丈夫だったと安心して日々暮らしていました。ところが3か月後、背中に痛みを感じ、他院で陰影を指摘されたのです。

わずか3か月前の検査では何の異常もなかったので、「そんなはずはない。○○クリニックで検査を受けています。陰影はおろか、何の異常もありませんでした」と強く主張したそうです。陰影を発見してくれた先生は経験豊富な力のある方でした。「いいから紹介状を書きますから精密検査に行ってください」と、妻の背中をおしてくれました。

紹介された病院で精密検査の結果、「末期肺ガンⅢB、余命3カ月～6カ月の死の宣告」を受けました。

この時のショックは、医師から「異常なし」のお墨付きをいただいた直後だけに、筆舌に尽くしがたいものがありました。明るい希望から一気に真っ暗な奈落の底へと突き落とされたのです。これ以上ひどい仕打ちはありません。

これが医者のやることでしょうか。

◎瑞光院聴室和敬大姉

平成19年11月2日　18時5分、妻和子永眠、60歳でした。法名瑞光院聴室和敬大姉（ずいこういんそうしつわきょうたいし）、文京区千駄木の先祖代々の墓所に安置されました。

特筆すべき事は、妻が医療過誤で死んでも加害者のクリニックも千葉市もお悔やみの言葉ひとつなし、線香一本あげにくるわけでもなし、弔電すらなし。これは8年後のこんにちに至るまで同じです。永遠にないでしょう。

この事実一つとってみても、加害者のクリニックや千葉市の人間性、心がわかります。市民一人が死のうが死ぬまいが構わないのでしょうか。医療過誤を見つけられたのは運が悪かっただけ、沢山の患者を診ているのだから、見落としがあっても当たり前ということなのでしょうか。心さみしい限りの加害者のクリニック、千葉市、行政の心でした。

人間としてよくここまで冷酷になれるものだと思いました。私だったらできません。最初は誠心誠意の固まりであった医師が、予測していたこととはいえ、ここまで豹変するのかと思いました。

妻が亡くなっても知らぬ存ぜぬ、完全無視で、泣き寝入りを待つ戦法のようです。この人たちは相当慣れているぞ、常習犯だと確信し、許すわけにはいかない、徹底してやろうと思いました。この時点で私には秘めるものがありました。

◎妻、和子の最期

チリーンチリーンと鈴の音、私はその音に異常を感じ、飛び込んでいった妻の部屋。そこで見たものは5分前までは元気だった妻が必死に上半身を起こし、枕の上にある鈴のついたひもに手を伸ばし私を呼んでいる姿でした。

妻は私の姿を認め、目を合わせるとほっとした表情になり、なにか言いたそうな顔をしましたが、そのまま上半身がくずれ落ちていきました。くずれ落ちていく途中から瞳孔が開いていき、そのまま意識は戻ることなく、3時間後、静かに息を引き取りました。

◎算術の医師と仁術の医師、看護師さん

ほんの直前まで妻は私達（私と訪問医の先生）と話をしていました。「先生死なせてください。こんなんで生きていてもしょうがありません。死なせてください」と必死になって訴えていました。私は「馬鹿なことを言うな」と一喝し、この件で先生と別室で話していたのです。そこへ突然の鈴の音…。

訪問医の先生は「死の直前に自分で上半身を起こし紐を引っぱる等できません。非情に気丈な人です。自分から死んでいった……」とつぶやいていました。

この訪問医の沖田先生も訪問看護師の柴崎さんもとっても良くやってくれました。この方達の手助けがなければ自宅での介護、看取りはできませんでした。算術の医師には取り返しのつかない仕打ちを受けましたが、仁術の医師、看護師さんのおかげで、その傷は充分に癒され、回復することができました。

◎死の直前

私は妻の死までの時間が短いことを悟ると、沖田先生に御礼を言い、「もう時間があまりないようですので、貴重な時間を二人だけで過ごしたい」のでと帰宅を促し、妻の横に寝て静かに過ごし、息子に連絡し息子が来るのを待っていました。

意識が無くなって十数分後からゼェーゼェーと激しい息づかいをしばらくしていました。私は遠方（和歌山）にいる妻の母親と妹に電話をして、妻の耳と口に受話器をつけ、そのゼェーゼェーとした息づかいを母親に聞かせ、耳へは母親が必死になって〝死なないで……〟と激励する声を聞かせて、最期の別れをしてもらいました。

死の20分位前には、一度頭を起こし、顔を左右に回し周囲を見渡し、誰がいるのか、周辺状況はと見ておりました。最後に娑婆を眺めて満足したのか、二度と身体を起こすことなく脈拍が段々とながく静かになり消えていきました。ガンであったのに痛がらず、さほど苦しがらず穏やかな死でした。

◎穏やかな死――訪問診療・訪問看護

このように穏やかな死であったのは、一回も入院することなく、最初から最後まで自宅からの通院、訪問診療、訪問看護であったからだと思っています。

心のやすらぎ、心の平安、変わることのない日常生活、周辺環境、自分の好きだった家と部屋、家族、夫婦。親切で優しい訪問医の先生と看護師さん……。それらが彼女の肉体的苦痛をやわらげ、心を穏やかにしたのだと思っています。

それと彼女は次のような主義主張を大切にしていました。

抗ガン剤治療はしない。抗ガン剤を使って延命したところで、3か月から半年寿命が延びるだけ。その間、元気で暮らすのではなく、
① 抗ガン剤の副作用で精神的肉体的に苦しい思いをする。
② ベッドで後遺症に侵されて寝たきりの生活である。
③ 人間としての尊厳もなく価値がない。
ということで、一般的な抗ガン剤治療は行われなかったのです。そして、自分の主義を最後まで貫き通す意志の強さを持っていました。

末期肺ガンⅢBでは、手術もできなければ放射線治療もできません。唯一の治療は抗ガン剤だけと引導を渡されていました。病院や千葉市が本当のこと(右肺に陰影がある。昨年より大きい)を言ってくれていたら手術もでき、今の今でも生きていた可能性は強いのです。

妻は不運にも医療過誤により助かることなく死んでしまいましたが、運命を享受する潔さ、意志の強さには感服するものでした。

◎葬儀

死後、何もわからなかった私は親切な訪問看護師の柴崎ゆかりさんに教わり、手伝っていただき、息子とともに妻を最後のお風呂に入れ、身づくろいをすませ、布団に寝かせると穏やかな表情で本当に安らかに眠っているようでした。

葬儀は、私と息子二人、そして、妻の妹の四人だけですませ、四人だけで見送りました。他の人達が来るとその方達の相手をしなければならず、大事な最後の時間を私は妻と過ごすことができなくなるのです。妻の葬儀は誰のため、私のため、子どものため、私は妻との最後の別れを他人に邪魔されることなく心行くまで、思い切り深く、さみしく、悲しく、最後に与えられた短い時間を過ごしたかったのです。

棺おけをかつぐのも親子だけで、葬儀社の人達を仏の部屋に入れることもせず、棺おけにも触れさせませんでした。すべてを身内だけでやってあげたかったのです。

◎魂が入った

出棺の朝、私は最後のおわかれに彼女にくちづけをしました。その瞬間、彼女の口より閃光が走り、私の口の中に入ると同時にピリッとした刺激と刺激臭が漂ったのです。私の身体は瞬間的に反応して飛びました。信じられないことでしょうが、事実なのです。

この状況については周囲の医師、看護師、僧侶、友人達に聞きましたが、誰もこのような現象は聞いたことがないとのことでした。誰一、妻の母が「魂が入った」と表現しました。

後ろにいた私の息子が、「お父さんの身体が急に飛びハネた」と言っていました。不可思議な現象です。この後すぐに息子にお前もしてみろと言い、させてみましたが、何の変化も起こらず、「変な臭いがする」と言っておりました。

私の身に起こったこの現象は現代の科学では解明できない現象？かと思います。46年前私の母が亡くなった時も同じ事をしましたが、何も起こりませんでした。どなたかこの現象についてわかっている事があったら教えてください。

◎一片の骨粉まで丁寧に心を込めて

遺体を焼却炉に入れると全員が待合室で待つシステムになっているようです。最愛の人間を一人で旅立たせるわけにはいきません。

「炉の前で待つことはできません。待合室で待っていてください」と、係りの人が言いました。

「なぜこの場所ではいけないのですか。静かに待ちますから…。一人にしておくわけにはいかないでしょう。たった一回のことです。ここで待たせてください」と、私は彼女がさみしくないように炉の前で見守りました。妻の妹は誰もこんな所で待っていない。向こうに行こう、向こうに行こうと息子達に声をかけていたが、息子達も私同様炉の前で母親の姿がなくなるまで動こうとしませんでした。家族全員で妻の、母の最後の旅立ちを誰にも邪魔させずに静かに見守りました。

炉の前で他の人達を見ていると、炉から出された遺骨は無造作に品物のように扱われていました。無理ないことですが、彼らには大切な人の遺骨という意識が薄いように感じました。

私には妻の遺骨があのようにぞんざいに扱われることは許し難いものがありました。彼女の身体が骨となって炉から出てきた時、係官が整理に来る前に彼女の所へ行き、丁寧にやってくれ、雑にやらないでくれとお願いし監視をしていました。

遺骨を骨壷の中に入れる時も、骨を砕いたり、折ったり、捨てたりしているのを見てきました。かわいそうにあんな扱いをされて、死んだからといっても砕かれたりガサガサ積み込まれたりするのは、見るに忍びない思いでした。今までは他人様の御遺骨ゆえ、口に出すわけにはいきませんので、心の中で苦しむだけでした。

しかし、今回は私の大事な身内です。大切に丁寧にやってもらう。死者に尊厳を持って丁寧にやってもらう。一つひとつの骨を骨壷に入れてもらう。決して砕いたり、押し込んだりはさせない。骨だって痛かろう。妻も砕かれたり押し込められたりは望まないだろう。

私が妻に対してしてあげられる最後のことです。心を込めて今までの感謝の気持ちを行動に現わす最終章です。これからは、してあげたくてもできません。

悔いを残すな！

丁寧にやっていたら骨壺はすぐに一杯になってしまいました。「納まらないので、砕いてもいいですか？」と係官が問いかけてきました。どうしたものか戸惑いました。自分の服をぬいでその中に入れるか、とも思いましたが、周囲を見渡すと骨壷の箱がありました。「その箱を使ってください」。妻の遺骨は骨壺と骨壷箱に納め、残りの骨灰は私自身が掃き清め骨壷箱に治め、妻が大好きだった家に、一緒に帰ってきました。

この場でも妻の妹は「恥ずかしい恥ずかしい、二ツも持っている人は誰もいない誰もいない」と言っていましたが相手にしませんでした。

◎「これが本当の葬式だな」

紫色の袈裟をきた高僧が一言。

「これが本当の葬式だな」

妻に対して心を込めた最後の儀式でした。

今は桜の木の下の墓所で四季折々の移り変わりを御先祖様と共に楽しんでいます。

第2章　突然の死の宣告

◎妻の「カルテ」と「基本健康診査　受診記録票」

妻のカルテには「陰影昨年より大きい」、しかし担当医の口頭診断は「大丈夫です。安心してください」、千葉市発行の受診記録票も「異常なし」「他の医療機関へ依頼しない」と記載されていました。

クリニックや行政、千葉市からこのように言われたら、自分の身体に異常があるかも知れないと疑う人はいるでしょうか。

誰も疑わないと思います。私達夫婦も疑うことなく、今年も大丈夫だったと安心して暮らしていました。しかし、この間にも死は確実に音もなく忍び寄ってきていたのです。

「危険が日、一日と迫ってきていたのに、私達はそれに気付くことはなく、暢気(のんき)に通常通り過ごしていました。今から考えますと、悔やまれて、悔やまれてなりません。健康で暮らすことのできる数少ない日だったのです。

妻ががんだとわかっていれば、やることは沢山ありました。**限られた人生最後の時間をもっともっと妻と共に有効に使えることができたのです**」。

妻は「何の異常もない。大丈夫です」と告げられた時からわずか4か月後「余命3か月」の死の宣告を受けたのです。普通でも「あなたは末期がんで余命3か月です」と言われれば相当のショックです。

妻の場合はそれに輪をかけて4か月前には医者から「何の異常陰影（がん）もありません、安心してくださいい」とお墨付きをいただき安心しきっていたところに、末期肺がん余命3か月の死の宣告を受けたのです」

天国から地獄への急降下です。その精神的ショックは更に強く前記の比ではなかったと思います。

更にこれは後日わかったことですが、カルテには「陰影が昨年より大きい」と明確に書かれていたのです。クリニックは陰影があることを知っていたのです。しかも昨年より大きく成長していることもわかっていました。**そしてこの陰影は昨年より大きくなっている成長過程にある進行性のがん陰影です。この陰影は更に大きくなり命取りとなることも医師ゆえに充分わかっていたことです。**

私達は死がすぐそこまでやってきているのに気が付くことなく生活していました。人生最後のもっとも大事な貴重な時間です。本当にもったいないことをしました。1日が1年にも10年にもなる価値のある時間でした。

私達はその貴重な時間を失ったのです。クリニックも千葉市も妻に異常陰影（がん）があることを知っていました。知っていて教えてくれなかったのです。素人である私達はこのような時に、どうやって忍びよる死から自分の身を守ることができたのでしょうか。

私はどうやったら妻を助けてあげることができたのでしょうか。

◎医療過誤の被害者の方、声をあげよう！

医療過誤でお亡くなりになった方達は、交通事故でお亡くなりになった方よりはるかに多いのではないでしょうか。私の周囲でもこの数年で医療過誤で5人の方が亡くなっています。ところ誰も声をあげた人がいません。みんな泣き寝入りです。泣き寝入りどころか、声をあげるという意識すらありません。最初から次のような理由であきらめている人が大半です。

◎声をあげない理由

① 医者もわざとやったわけではない。
② 誰しも間違いはある。

③　世間体が悪い。
④　医者を敵に回して勝てるわけがない。
⑤　訴訟を起こして金目的と思われるのは嫌だ。
⑥　これからもお世話になるから。
⑦　面倒くさい。
⑧　もうすんだことだから、思い出したくない。
⑨　近所の人から冷たい目で見られる。
⑩　紹介者の顔をつぶすことはできない。
⑪　家族がまだその病院にかかっている。
⑫　声をあげたくてもその方法がわからない。
⑬　家族、知人が反対している。
⑭　自分が病気になった時、診察してもらえないのではないか。あるいはいい加減な診察をされるのではないか。
⑮　親類、縁者に医療関係者がいるから、迷惑をかけるわけにはいかない。
⑯　昔から「長い物には巻かれよ」というだろう、逆らっても得はない。
⑰　医療関係者から脅されている。
⑱　声をあげてもカルテの改ざん等をされて立証等できない。嫌な思いをするだけだ。

⑲　孤立無援、たった一人で戦うことなどできない。
⑳　相談したくでもどこへ相談したらいいのかがわからない。
㉑　声をあげなくてはいけない、ということがプログラムされていない。
㉒　その他

これらの理由によって多くの医療過誤の被害者の方達は、医療側との話し合いをあきらめてしまいます。話し合いをして納得した上で、ＡＤＲや訴訟等の方法をあきらめるならわかりますが話し合うことなく終えてしまうのです。

声をあげずに終えてしまうことは、医療側にとっては願ってもないことですが、医療過誤でお亡くなりになった方にとっては、無念この上ないことです。声をあげないことには、医療過誤がなくなることはありません。

◎声をあげないことによるデメリット

①　声をあげないと医療側は医療過誤をしても、とがめられないと誤った思い込みをしてしまう。段々と罪の意識がなくなってくる。
②　医療界全体が医療ミスをしても当たり前の風潮になってくる

③ 特権意識が生まれ、一人前になるには1件や2件の医療過誤を起こしても当たり前。起こさなければ一人前にならないといった誤った考えが芽生えてくる。

④ 医療過誤があった場合は、医療ミスの原因を追及して、それなりの対価を求めるのが普通だが、少数の人しか声をあげないと、あげた人が特殊な目で見られるようになる。

⑤ 声をあげなければ正当な補償が受けられない。

⑥ 残された遺族が路頭に迷うことになる。

⑦ **特に残された遺児達は教育を受ける機会を失うことになる。低収入、低学歴によって非正規雇用、契約社員、アルバイト等で生計を立てるようになる。格差社会の現在、子々孫々に影響する。**

⑧ 医療過誤が世間の注目を浴びない。件数が多ければ人の記憶に残り、何とかしなくてはいけないと世論が騒ぎ、的確な対策を打つことができるが少ないとできない。

⑨ 医療関係者が深刻な問題と捉えないので、真剣に医療過誤を無くそうという意識が弱くなってくる。

⑩ 世の中に警鐘をあたえることができない、その結果多くの医療過誤の被害者が生まれ、泣く人が沢山出てくる。

⑪ 被害を受けても行動を起こさないと医療側は、医療過誤の被害者をなめるようになる。

⑫ その他諸々。

医療過誤の被害者が声をあげないことによるデメリットは多く、このままにしときますとその傷は深部にまで達して致命傷になりかねません。そうなる前に声をあげてください。

◎声をあげることによるメリット

①　声をあげマスコミが報道すると医療関係者も、これはまずいと襟を正すようになる。
②　医療過誤の抑止効果となる。医療過誤の件数、死者数の減少。
③　闇から闇へと葬り去られるのではなく、事故原因の究明がしっかりと追及され、同じような事故の減少につながる。
④　公表することによって、医療関係者は元より多くの人に警鐘を与えることができる。警鐘を与えることによって事故を未然に防ぐことができる。
⑤　自然と医療関係者が慎重になりテイネイに診察診断するようになる。当然診断ミス等事故の減少につながる。
⑥　医療過誤を起こした医療機関が改善される。
⑦　医療過誤で死亡した遺族達のある程度の生活が補償される。
⑧　**医療過誤死によって残された遺児達がしっかりとした教育を受けられるようになる。**
⑨　医療過誤で亡くなった故人に対しての責任を果たすことができる。

⑩ 声をあげなければ無だが、声をあげることによって、有形無形のものが得られる。一人の死によって、万人の命を救うこともできる。
⑪ 被害者の体験談が他の人の役に立ったり、勇気づけられたりする。
⑫ その他多くのメリットがあります。

医療過誤の被害者も医療者も共に真剣に、どうやったら医療過誤を無くすことができるのかを考え進んでいきたいと願っています。

多くの医療過誤の原因はちょっとした油断、ミスによるものではないかと思っています。最近起きた大きな医療過誤、東京女子医大病院や千葉県がんセンターそして群馬大学病院の事故は油断、ルール違反、慢心、ミスによるものではないかと思っています。

基本をしっかり守った上で医療関係者が全力でやってくれたら、たとえ失敗しても被害者は責めはしません。人間であるからにはどんなに一生懸命やってくれても失敗はあります。医療関係者の姿は患者の家族にもよくわかり、たとえ結果が死であっても「先生ありがとうございました。皆さんありがとうございました。本当に一生懸命やってくださって○○も喜んでいると思います」と心よりの感謝の言葉が出てきます。

医療過誤の被害者の声があがるのは、いい加減な気持ちで診断し、手抜きをし、その結果を心なきうそ、ごまかし、時にはハッタリでごまかそうとするからです。

患者の家族（遺族）が悲しみに浸っている時に、心からの謝罪もなく、自分達の弁解や正当性ばかりを主張したり、金、金で非人道的な対応をする時です。誠意を持って、心と心がふれあって話し合いすれば争いは起こりません。私達の願いは真の原因究明をして再発防止策を講じ、一人でも医療過誤の死亡者をなくすことです。

医療過誤の原因の多くは医療に携わる方達の心にあります。心が変わることによって医療過誤の90％は防げます。自分の親、子供、兄弟、親友、祖父母のつもりで診察すれば99％の医療過誤は起こりません。

これは妻が自分の死をもって立証したことです。医者は自分の親、兄弟、親友に対して和子に下したような医療過誤の診断は絶対にしません。１００％しません。異常陰影（がん）が大きくなっているのがわかっていて「異常なし」の診断は決してしません。

妻が弁護士宛に書いた文章をご覧ください。

＊

死の宣告を受けた、私の今の気持ち

奥田和子

私は自分の人生は自分で築き、常に社会とのつながりを持ちたいと思い生きてきました。大学を卒業した昭和44年は豊かになったとは言え、日本はまだまだ極東の小国。もっと日本以外の人や国について知りたいと思い、航空会社に職を求めました。

外国で暮らし、旅行し、外国人と話し、日本の良い所、悪い所も自分なりにわかりました。また結婚し、子育て中でも何とか社会につながりを続けたく、福武書店（現ベネッセ）で英語の赤ペン先生もやりました。

子育てがある程度一段落した頃合をみて、アンビック（現ジオス）に英会話講師の職を得ました。約7年半ですが、この間、英検、TOEIC、国連英検、ビジネス英検、仏検を何度か受け、ブランクがあった割には良い成績を納めました。この間ずっと日本や日本人は良い点をたくさん持ちながら、自から発信する積極性に欠けることを痛感しました。

また市進予備校では高校生の進路指導をし、毎日彼等から若さをもらいました。大学合格が唯一の目標でなく、スタートであり、夢、目標を持ってしっかり生きて欲しいと常々言ってきました。

網膜分離症で予備校を退いてからは、少し手を染めていた、株、投資信託を本格的に始め、新聞、雑誌、本、四季報、ネット等を使い、日々勉強し、少しずつわかり、成果も上がってきました。日本、世界の情勢を理解し、これと思うものに賭けてみる楽しみも発見しました。利益追求のみが目的ではなく、税金という形で日本社会に還元し、一市民としての責任も果していると自負してきました。

しかし余命数か月と宣告され、中・長期計画を立てる気力もなえ、経済的打撃も甚大です。積極的に生きてきただけに、無責任で無能な医師の診断ミスで私の人生の幕引きを勝手に突然、早められることには、とうてい納得できません。余命数か月と宣告され、数か月後にはこの世に存在しない自分、やせこけて苦しみながら死んでいく自分を想像すると虚しく、悔しくて、泣けて泣けて仕方がありませんでした。

夫も自分の時間を犠牲にして、安全な治療法を求め、電話をしたり、資料を求めたりと駆けずり回ってくれました。普段コンタクトの少ない息子達も見舞いに駆けつけてくれ、突然のことに涙ぐみ、その後も電話やメールでなぐさめてくれたり、ためになりそうな資料を送ってくれました。

85歳の老いた母も、元気な私しか知らないので突然のことに「自分より先に死んではならない」と声をつまらせていました。突然、余命数か月を言い渡され、私のみならず、家族全員が幸せな日常生活から地獄へ突き落とされました。

70歳までは、いままで通り年に1～2回海外旅行をし、それ以後は日本の良さを再発見すべく国内旅行をしようと決めていましたが、それもできなくなり悔しくてなりません。

もう少し早く発見できていれば、がんも小さく治療法もいくつかあり、時間的、精神的余裕もあり、こんな苦しみは味わわなくても済んだと思い、本当に許せません。人の病気を治し、人の命を救う医者が他人の命は軽視し、しかも自分のミスを言いのがれるためのカルテを改ざんする等、自己保身に走る医者は最低だし、このような卑劣な医者は絶対許すことはできません。

したがって私は◯◯クリニックと担当医に対し訴訟を起こし、徹底的に闘わなければ、死んでも死にきれません。

以上が今の私の気持です。

プリンターがないので手書で読みづらいこと申しわけなく思います。　和子

第３章　医療過誤発覚、静かなる戦いが始まる（平成18年〜）

医療ミス、人間誰でも間違いはあります。今更、和子の病気が治るわけではありません。悲しいことですが数か月先には、和子はこの世には生存していません。末期肺がんでは助かりようがありません。今している治療も気休めにしかならないのは私も和子も口には出しませんでしたがよくわかっていました。

私にできることとは、和子が望むことであれば、どんなことでも、どんなにお金がかかっても和子のためにすることでした。お金を使うことが和子に対しての、私の心の証と思っていました。しかし末期肺がんでは体力も気力もありませんでした。気力はあっても、体力は日、一日と弱っていきました。昨日できたことが今日にはできませんでした。和子は「一日、一日できることがなくなっていく」と恐怖にかられているように言っていました。

末期肺がんと宣告されたとき身辺整理を考えたようでしたが、手を付ける精神的余裕、肉体的余裕、時間的余裕はありませんでした。私は和子に「これからの私の時間、24時間お前にやる」と言いました。

和子の介護をしながら、これから先、どうしたらいいのかを真剣に考えていました。院長も悪い人間ではない。故意にしたわけでもない（当初はそう思っていました）。このまま表沙汰にすることなく終えるかもと思っていました。息子達にはこの件について箝口令を敷いていました。相手のクリニックの評判を気にしていたのです。

しかし、これから先どうなっていくかはクリニックの心次第です。油断することなく準備はしていました。

人間土壇場にくると本性が出てきます。本性が良いものであればいいのですが、時には悪い性が出てきて、こんなはずではなかったと後悔する人達を多く見ていました。

煮え湯を飲まされたくはありません。誠意があれば和、誠意がなければ戦い。和でもよし、たたかいでもよし。どちらになってもよいように準備だけは怠りませんでした。

◎これは見落としではない。殺されたということか

和子の介護にもすこし慣れてきて余裕ができてきました。余命三か月の死の宣告当時は精神的余裕はなく、目の前しか見ることができませんでした。弁護士が去り、自分で書類に目を通し、じっくりと見ていました。

カルテを見ていると「陰影昨年より大きい」とありました。おやっ！　説明されたことと違うな、どういうことだ、和子はこんなことは言っていなかった。陰影に気が付いているじゃないか。そして千葉市発行の受診記録票を見ると、カルテには異常陰影が書かれていたのに、受診記録票には異常陰影は記載されていませんでした。「異常なし、他機関へ紹介しない」の項目に丸印が付けられていました。なぜカルテと受診記録票が違うのでしょうか。

クリニックは異常陰影（がん）に気が付いていたのです。気が付いていて教えなかったようです。どういうことなのでしょうか。見落としではなかったのです。ショックでした。

異常陰影があることを告知しなければ死ぬことがよくわかっている検診医とクリニックが教えなかったのです。このようなことが、私達の身に起こるなど信じたくありませんでした。未だに信じられませんが現実だったのです。

和子はその異常陰影が原因で手遅れにより死にました。異常陰影に気が付いた時点で教えていただいていたら、手遅れにならずに今でも片肺かも知れませんが生きていました。

こんなクリニックがあり、監督官庁の千葉市があり、医師がいる等誰が信じられるでしょうか。でも現実です。しっかりと頭に刻みつけてください。

◎なぜこのような酷いことを！

私や医療過誤で亡くなった妻とクリニックや医師との間でトラブルがあったわけではありませ

ん。治療費を払わなかったこともありません。値切ったこともありません。嫌っていたわけでもありません。逆に好意を持って接していたクリニックや医師達です。このような仕打ちを受ける覚えはありません。

ただこのクリニックはあまりにも忙しすぎて駆け足で患者の所を行ったり来たりしていました。人間ドックを受けても結果記録が何年も送られてこなかったりしていたので懸念はしていました。

このクリニックはいつか事故を起こすと思っていました。管理があまりにもずぼらなので2001年苦情の手紙を出したこともありました。そうすると1994年と1997年の人間ドックの結果が手紙と共に送られてきました。幸い私はその頃もいまも元気でしたので記録の結果は重視していませんでした。重視はしていませんでしたが注視はしていました。

このクリニックはスタッフの数あるいは能力に対して患者の数が多すぎるのです。すこし危険だとは感じていました。患者をこなすだけで精一杯でゆっくりと診察、診断したり、フォローしていく余裕はなかったのです。私の人間ドックの結果報告等は眼中になかったのです。このことだけでなく一事が万事だったと思います。

なぜ余裕がなかったのか、私の推測ですが開院した当初は貸医院でしていましたが、ほんの数年で土地を購入し、立派なコンクリートの打ちっぱなしの医院を建てました。当然のことですがそれに見合った設備投資をしたと思います。その支払いのために大量の患者を受け入れ、こなさなくてはならなかっと思います。必要経費も極力押さえ、常勤の医師ではなくアルバイトの医師や非常勤の医師を使っていたと思います。正社員ではないので愛社精神にも乏しく、責任感もなくただ時間から時間をこなすだけのいい加減な医者を雇っていたのではないでしょうか。常勤のしっかりした医者であったら、妻に異常陰影があることを正確に伝えていました。

クリニックが経営方針を誤まったばっかりに妻は亡くなったのです。資金繰りが大きな一因ではなかったかと思っています。クリニックは仁術ではなく算術に走ったのです。

◎後悔先に立たず

私はこのクリニックがいい加減なことも、アルバイトや非常勤医で構成されていることも大体把握していました。常勤医は多分院長一人だけでしょう。院長にはアルバイトの医者や非常勤医のデメリットを伝えたことがありました。

わかっていて、私は私の妻にそれを伝えず、家から近かったので基本検診をクリニックで受けさせたのです。

このクリニックで間違いを起こしてもたいしたことはないと思っていました。大病になったらしっかりした病院に行けばいいのだと非情に安易に考えていました。私や妻が被害者になることはない。「他の人達だ、自分達だけは大丈夫」という、よくある危険を軽くみる考え方に捉われていたのです。

このクリニックでもし事故があっても死ぬような事故は起こりはしない。なんで死ぬような事故があるのか、あるはずはないと本気で思っていました。検査の重要性に気が付いてなかったのです。


妻の場合は検査の重要性というよりクリニックの姿勢、医者の重要性でしょう。検査ミスならまだしも、検査結果を正確に伝えない。教えない、なぜ。死ぬことがわかっているのに。なぜ教えてくれなかったのか、悔やまれるばかりです。

◎近隣の情報は大事

医療過誤にあってから近所の人や医療関係者からあのクリニックは、自分の能力以上に患者をかかえ込んでいろいろと問題を起こしている。薬を間違えて顔がパンパンにはれてしまったりとの声が聴こえてくるようになったりしました。

顔がパンパンにはれて重体になったという話は、和子が亡くなる10年以上前の話で私はその子のことも親もしっていたので記憶にありましたが、医療過誤を起こしたクリニックとは直結しませんでした。和子もあのクリニックとは思ってもいなかったと思います。私達は直接関係ないこと等は聞き流してしまう傾向があるようです。もっと問題意識を持って正確な情報を収集するよう心掛けなければいけないと思いました。

この他にも家に怒鳴りこまれたとか、手遅れになって救急車で運ばれたとかいろいろな話もありました。急成長してきた表面上は成功しているクリニックです。私はやっかみ半分の話と思って聞き流していました。

外観や表面に捉われずに、真の情報をつかむことが必要と強く感じました。問題意識をもって注意深く観察していると今までわからなかったことがわかってくるものです。**意識しだしたら実に多くの良い情報も悪い情報も入ってきました。このクリニックは良いという人と悪いという人と両極端でした。この両極端が何を意味するかは注意深く考えないといけないと思いました。当たればよし、当たらなければ大変なことになるということでしょうか。**市へも私の他に相談があったようでした。近隣の情報は大事です。もっと積極的に求めていくべきでした。皆様方は私の二の舞は踏まないようにしてください。

◎妻和子の手紙「クリニックの診断への疑問点」

これは医療過誤によって亡くなった妻が生前、弁護士に出したクリニックの診断に対しての疑問点です。なぜ診断を間違えたのか、自分の記憶を再現させて、深く思考し、分析した結果、導き出した疑問です。

妻はこれを書きながら、どんなに悔しかったことでしょうか。能力のない、いい加減な医師の診断ミス、異常陰影に気が付いていて、教えなかった医師、病院としての機能が停止している無責任なクリニックを選んでしまった自分の不甲斐なさ。

後悔したところで死は目の前に迫っています。恐怖と闘いながらも、冷静に客観的に問題の核心をつかんでいます。感情的になっても当り前ですが見事に感情を殺して問題点を書いています。

妻はこの手紙を書いた半年後に亡くなりました。

＊

○○○○クリニックへの疑問点

平成17年6月

○○医師がレントゲンで肺に影を見つけたにもかかわらず、○○院長が乳頭にマーカーをつけ、その位置がほぼ一致したとのことで影を乳頭と判断。

疑問点

①乳頭に写る割合はどれくらいなのか？　16年9月に撮った（別の病院で）レントゲンには乳頭も影も写っていなかった。

②一医師が疑問に思えば、同じ正面ではなく、側面から、もしくは「異常なし」ではなく「要精密検査」にすべきではないか。

早期発見、早期治療のために受診したのだから。受診のための受診ではない。
③一回目（マーカーをつけていない）のレントゲンを紛失したと言っているが、患者の大切な記録を軽率に無責任に紛失してよいのだろうか？

同じ日時にとったレントゲンの片方だけがなくなるのはおかしい。

平成18年5月末～6月初め
○○医師はレントゲン写真も見せずおざなりな診察をし「異常なし」と告げた。しかしカルテ（後で要求した）には、影は大きくなっていると記している。
疑問点
①知りながら、私に重大な病気を告げなかったとすれば、詐欺にあたる。
②○○院長は17年度の肺の疑惑があるにもかかわらず、非常勤の医師に任せ、自分でチェックをしなかった。

平成17年度、18年度の検診で○○○○クリニックについて言えること。

同じ医師（クリニック）を選んだのは、前の年と比較して、どうなっているのか比べてほしかったが、全くそんなことはしておらず、期待しすぎであった。

3人の医師は、バラバラに診察し、疑問点があっても、話し合うことすらせず、診察が終わればそれまでである。

早期発見のため○○○○クリニックを受診したが、かえって末期になってしまった。2年（2

回）も連続の見過ごしは怠慢である。

またミスを認めながら、こちらが和解に応じると、のらりくらりとした戦術をとり、話し合いをしようともしない。


【補足（参考）】

① 「これだけおさえれば大丈夫、２胸部画像診断の勘ドコロ」MEDICAL VIEWによれば、32ページ。

『今さら人に聞けない胸部単純X線写真の基本』には、次のように書かれています。

はじめに、「胸部写真の読影時によく接するNORMAL VARIANT、異常病変と間違いやすいMIMICKER、そして軽い異常陰影であるが精査を必要としない病変」に関しても述べられ、「多くは読影に慣れれば迷うことはないが」とあります。
＊○○院長は読影に慣れていなかったのでしょうか。和子に精密検査をすすめてくれた整形外科医は警察の事情調取の時、健診医の読影能力不足と言っていたそうですが、本当だったのでしょうか。このような医師に基本健診の担当医を任せていいものか恐くなる思いでした。
更に、「乳頭陰影（NIPPLE SHADOU）」とあります。「多くの症例は、乳房陰影との位置関係や対側の肺野を注意深く観察することで乳頭と確認できる。……乳頭に金属などを付けて再撮影することで鑑別可能な症例がほとんどである。しかし乳頭と肺癌が偶然に前後左右に

重なる時はマーカーだけでは鑑別できないため、**軽度の斜方向撮影を追加することが**推奨されている」とあります。

そして、「ここが勘ドコロ」には

「・乳頭かどうか迷うとき対側同レベルの肺野を注意して観察」

「・乳頭マーカーと軽度斜方向撮影の追加」

とあります。読影能力がなければ、基本を忠実に守るべきです。力のない者ほど基本をおろそかにして事故を起こします。事故を起こすものは「失敗した」ですみますが、起こされたものにくるのは「死」があるだけです。今まで築いてきたものが、すべて失われるのです。

②「老人保健法による健康診査マニュアル」（日本醫時新報社）

これは老人保健法による基本健康診査の時のマニュアルです。このマニュアルによると、エックス線で末梢に病巣がある場合――

「このような陰影が認められた場合には、その陰影が真に存在するか、存在する場合肺内のどの部分にあるのかを診断する必要がある。そのために、単純エックス線写真を数方向から撮影する」と明記されています。

おざなりの診察ではなく、基本に忠実であれば陰影（がん）は初回、第一回目の基本健診で発見され治療ができていたのです。

更にマニュアル書には、「**胸部エックス線写真は、2名以上の医師によって読影し、その読影結果に基づいて比較読影を行う。～肺がんの80％以上がエックス線写真で発見されている。エックス線写真の読影は最も重要な作業であり、いわゆる〝見落とし〟は極力避けなければならない**」と書かれています。

何とも残念で言いようがありません。マニュアル通りにやっていただいていたら問題はなかったのです。マニュアルも熟知せずに健診している医師がいたとは言葉がありません。

※後年のことですが、千葉市が対策として「X線検査の結果記入欄を増やして医師2人の診断を求めるなど、再発防止策を講じた」等と吹聴していましたが、なんのことはありません。それは基本診断の基本中の基本だったのです。千葉市は基本健診の基本も守らずにやっていたようです。これでは事故が起こるのは当たり前のことでした。

③　和子の夫が、○○院長に出した手紙

代理人（クリニックの弁護士）の方より和解案が届きました。この方達は、問題を解決するのではなく、より複雑にこじらせるだけのようです。

代理人の文章はポイントをついてはおらず、素人の私には、意味不明でわかりにくい、恩着せがましい文章でした。

そのわかりにくい文章を読ませて、口頭での説明もなく、「何か意見があるなら文章でよこせ」

と言ってきた非常識さは想像を絶するものがありました。

和子が命をかけての大事な用件を会おうともしないで、紙キレでの一方的通告とは聞いたことがありません。私であったらこのようなことは決してしません。

和解とは、和解をするなら直接会って話をしてわかりあうのが和解です。それをなぜ拒否するのでしょうか。

医療側弁護士及び医療側の人間達は、医療過誤を起こしたら血の通った人間ではなくなります。これは多くの医療過誤の被害者や関係者が、今まで嫌というほど体験、経験していることです。自分の身を守るためには、うそ、ごまかし、誹謗、中傷、おかまいなしにするので、心得ていた方がよいと思います。心の準備もなしに対応すると、医療過誤の心の傷が癒されるどころか、傷口に塩をぬられることになります。

これが彼等、医療者側の手であって、精神状態をズタズタにしていて、彼等にとって有利な条件で和解に持ち込むのです。

第4章　千葉市に妻の医療過誤の真相糾明、再発防止策を求め「事故調査特別委員会」の設置を要請する（平成19年8月）

◎信じがたい千葉市の対応と実態

妻の死は千葉市の基本健康調査においての医療過誤であったので、クリニックだけではなく千葉市にも責任があると思っていました。しかし千葉市に責任があるかどうかは確認しないことにはわかりません。そこで確認することにしました。

保険指導課の窓口を訪ね担当者と話をしました。担当者は責任者に問い合わせをしたところ「民間のことは民間でやってくれ、民間のことにはタッチしないように」と言われていました。千葉市の基本健診で医療過誤があったにもかかわらず「民間のことは民間でやってくれ」はおかしいと思いましたが、確証がないので引き下がらざるをえませんでした。

体よく追い払われたようなものです。

どのようなシステムになっているかを把握していれば「無責任ないい加減なことを言うな、それでも責任者なのですか」と言うこともできますが、把握していないのでそれもできません。この責任者は相手にせず、担当してくださった女性の方とお話をし、私なりにある程度の情報を得ることができました。女性の方のほうがずっと親切でしっかりしていて優秀だという印象でした。

公務員の方と接するのは初めてでしたが、多くの市民がこのような無責任な対応で、気分を害したり、腹を立てたり、無力感を味わったりして泣き寝入りをしてきたのではないでしょうか。

昔の「オイ、コラ」の公務員のような、不親切すぎる対応でした。

そこでどのような契約になっているのか、本当に千葉市は関係なく民間のことにはタッチしないような契約条項になっているのか、旧態依然たるやり方で通しているのかを確認するため、千葉市に契約書を請求することにしました。契約内容がわからなければ的を射たたたかいはできません。

◎千葉市保健福祉局健康部　健康企画課、奥の院

和子の介護の合間に市役所へ行き健康企画化を訪ねて、そこの課長と担当者に会いました。私

はそこの応接で話をするものとばかり思っていましたが、健康企画課の応接ではありませんでした。**そこから奥へ奥へと連れて行かれました。どこへ行くのか、さっぱりわからず不安でした。連れて行かれた所は、身の危険を感じるようなうす暗い通路を通り、誰もいない殺伐とした広い部屋**でした。

「ここだったらいいだろう」と課長が言い、話をはじめたと思います。

このやり方は医療過誤被害者の家族に対してのおどしです。無言の圧力を感じさせ、恐怖感を持たせ、誰もいない奥の奥のほうの部屋に連れこんで話をする。まるで無法者のようなやり方ではないでしょうか。無法者でしたら、誰もいない部屋に連れこんで「俺達のやり方に文句があるのか、逆らうのか、時と場合によってはただじゃおかねえぞ」とおどすような場面です。おどされた挙句、泣く泣く引き下がる。そんな一シーンが浮かんできます。

実際奥へ奥へと連れて行かれた時は、千葉市は保守王国であり旧態依然たる市なのでチラッとへんな輩が待っていておどされる場面も想定しました。公務員としてやるべき方法ではありません。市民はそれだけでおびえ、驚き、畏縮します。

もし「そんな馬鹿なことが……」とお疑いなら、私が「①２００７年８月29日に市長宛に出した第１便の手紙をどこで受けとったのか。②同日、老人事業契約書をいつ、どこで渡したのか」を確認してください。事実であることがわかります。そんな馬鹿なことをやったのです。

私はこの基本健康診査による医療過誤事件のことを、千葉市は課員にも知られたくない、秘密裏の内に処理をしたがっている、相当神経質になっていると感じました。なぜ秘密にしたいのかはよくわかりませんでした。秘密にしていては市民に警鐘を与えることができません。第2、第3の被害者が出てきます。なぜこのような姑息なことをするのか理解できませんでした。

これ以後、千葉市は職員にも秘密にして、できれば闇から闇に葬りたがっていることがわかりましたので、ＦＡＸを活用することにしました。手紙でしたら当人しか見ることができません。ＦＡＸなら当人以外の目にもふれます。一人の口から次から次へと伝わり課全員が知るようになり、やがて大きく広がっていきます。それと、**ＦＡＸや手紙にしたのは記録に残すためです。電話で言った言わないは負けます。記録に残すことが必要なのです。**

医療過誤にあったら、記録に残すことです。時には燎原（りょうげん）の火のように大きく広げ、なるべく多くの人に知ってもらうことです。小さな火でしたら消すのは簡単ですが、大きくなればなるほど消しにくくなります。医療過誤の被害者をあまく見ると取り返しのつかないことになると、誠意のない医療者にわかってもらうことが大事です。火傷を負わないことにはまた同じ事故を起こします。

医療者に医療死亡事故を起こしても、もみ消してくれる。仲間の結束は強い、仲間が守ってくれると思わせたらまた事故を起こします。繰り返させないためにも問題を大きくして広げることです。広げていく内に次の一手も思いつきます。私の初めの一歩は保健指導課であり、市の健康企画課でした。

◎老人事業契約書

身の危険を感じる奥の院で「老人事業契約書」を入手して家に帰り読んでみますと「第六章　事故」の項目がありました。次のように書かれていました。

＊

老人事業契約書

第六章　事故

（事故発生時の措置）

第20条　この契約により実施した保健事業に関して事故が発生した時は、甲、乙、丙三者は緊密な連携のもとにただちに適切な措置を講ずるものとする（著者注。甲とは千葉市、乙は千葉市医師会、丙は嘱託医）。

（事故原因の調査）

第21条　前条における事故の原因は、事故調査特別委員会を設置して速やかに調査するものとする。

（事故の責任）

第22条　第20条における事故のその後の処理及びすべての賠償は、甲の責任においてこれを行い、丙は故意又は著しく重大な過失がない限り責任を負わないものとする。
２　当該事故において、丙が自ら処理し損害を被った場合は、丙に故意又は著しく重大な過失がある場合を除き、甲は、その求償に応じなければならない。
３　乙又は丙が、損害賠償等の訴えを提起された場合は、甲は、訴訟参加等によって当該乙又は丙に全面的に協力するものとする。
４　前項の場合において、弁護士費用その他当該訴訟に要した一切の費用は、甲が負担するものとする。ただし、乙又は丙に故意又は著しく重大な過失が存する場合は、この限りではない。

（事故付随の損害の補償）
第23条　第２０条における事故に関連して丙が医業上の損害を被った場合は、甲は、その損害を補償し、又は、そのおそれのあるときは、防止するための措置を講ずるものとする。

（事故発生の予防）
第24条　甲、乙及び丙は、関係法規及び別に定める各実施要領を遵守して、この保健事業を適正に実施し、事故の発生を未然に防止するよう努めなければならない。

＊

この条文を読みますと事故が発生した時は、**第20条、ただちに適切な措置を講ずるものとする。第21条、事故調査委員会を設置して速やかに調査する。第24条、事故の発生を未然に防止しなければならない、**とあります。当たり前のことですが事故が起きた時の対応を細かく決めています。

私はこの条文を読んで、これで和子の死が無駄にならないと安心しました。
まだ助かる命があると思い、**第20条の適切な措置として**

㋑クリニックの過去3年分のレントゲンチェック、見落とし、あるいは受診者に知らせていない陰影の存在の有無の確認。異常があって知らせていなかった場合は即知らせること。

㋺基本健康診査で医療過誤、肺がん見落とし余命3か月の公表。クリニック及び他での受診者への注意喚起。

レントゲンチェックには日数がかかり、手遅れとなり亡くなる人も出てきます。しかし公表なら即日です。助かる命もあります。思い当たる受診者は他院で再検査したり、精密検査へ行きます。ただちに適切な措置を講ずる策としては一番効果があります。

そして21条を適用して

㋩事故調査特別委員会を設置して、事故原因の究明、再発防止策、公表

これを直ちに講ずるようお願いしました。
24条の事故の発生を未然に防がなくてはいけません。そのため㋑、㋺をお願いしました。更に㋩をすることにより明確な回答が出てくるものと考えていました。千葉市が真摯に対応してくれることを疑いもしませんでした。
ところが千葉市は2006年に最初の要請をしてから8年間、何度要請しても事故調査特別委員会を設置しません。何度も言うことになりますがここまで要請するのは、単なる見落としによる事故ではないからです。これをこのまま見過ごすことは社会にとって大きなマイナスになります。

医療過誤だけでなく行政たる千葉市自身が作成した契約書を守らないということは、実に大きな社会問題です。そこには驕りと怠慢が見え隠れしています。口と行動が違う人間が市政を動かしているということはこわいことです。

事故調査委員会を開いて検証しないことには、真実を住民や医療関係者に伝えることができません。真実を伝えることができないと、各地各所で同じような事故が起きる確率が高くなります。実情をよく知らない医者達は単なる見落としと思い、なんでこんなことでここまで騒ぐのかと思ってしまいます。単なる見落としと思うのは仲間をかばう意識か、真実を知らないからだと思います。

原因を究明して対策を講じ公表することです。今からでも遅くはありません。公表することが事故の抑止効果となり、第二、第三の医療過誤の被害者を未然に防ぐことができるのです（第24条）。

それが医療過誤を起こしたクリニックと千葉市、医師会そして医療過誤によって妻、母を亡くした遺族の責務です。

◎「事故調査特別委員会」で解明すべき原因と、するべき対策

解明すべき事故原因には「頭」と「心」と「身体」の3つの要因があると思います。心・技・体です。

① 能力的要因、頭、技

基本的な能力、医学的基礎能力、安全管理能力、技術的能力、読影能力、分析能力、データー解析能力、対人交渉能力、問題解決能力、目標作成能力、目標達成能力、手術の力量、専門知識、研究論文発表、投薬の治療確率、観察眼、責任感等々多くの能力があります。

相手（受診者）の立場に立って、物を見、考えることができるのも大事な能力かと思います。医療者の方は自分たちは特別なのだという意識の強い人もいて、相手のことを思う能力に欠けている人もいるようです。そのため事故を起こしているのではないでしょうか。

② 心理的要因、こころ、心

なんのために医者になったのか、目的は仁術であったのか、算術であったのか、今の自分はどうなのか、このままでいいのか、それとも軌道修正が必要なのか。常に自問自答する心です。

医者になろうとする人は「こころ」がとっても大事です。心ひとつで名医になるか、ただの医

者になるか、事故をよく起こす医者になるかが決まると思います。

自己を律する心、自己を管理していく心、患者に接する心、相手の人を知ろうとする心、問題意識を律する心、是々非々の心、悪を許さない心、初心忘れるべからずの心、人の命を助ける喜びの心等、いろいろな心があると思います。

事故をよく起こす医者や医療関係者は時に、自分自身は疲れていないか、体調は万全か、精神に異常をきたしていないか、自分の力以上の患者をかかえていないか、自分の力以上の手術をしようとしてないのか、売名行為に走ろうとしてないか、算術に目がくらんでいないか等、自分自身に問いかけることが大事かと思います。人の命を守る医者です。おかしいと思ったら早めに自分で軌道修正してください。お願いします。

③　組織的要因、身体、はたらく職場

いくら「頭」と「心」がしっかりしていても精神的肉体的に快適に働ける職場（経営理念が表裏一体、患者のこと、スタッフのことをよく考えている魅力ある経営者、責任者）が間違っていれば、人間は弱いので朱に交われば赤くなるの如く徐々に染まってしまいます。三つの要因の内、一番大事な要因かと思います。

東京女子医大病院で5年間に渡り禁止薬を子どもに投与し12人の幼い命を奪ってしまいました。この事件が職場の重要性を如実に物語っていると思います。

東京女子医大の多くのスタッフがこの事実を知っていても誰も言いませんでした。長く職場にいる内に徐々に染まっていき、見て見ぬふり、聞こえても聞こえてないふりをして全員がだんまりを決め込んだのです。見猿、聞か猿、言わ猿になってしまったのです。

スタッフの方達の初心は違っていたと思います。「私は人の命を救うために医療界に入った、不正とは断固として戦う。患者のために一生懸命やる」といった気持ちが強かったと思います。残念ながらその初心を貫くことができなかったため12名の尊い命が失われたと思います。

経営理念、**まずは安全第一**、指導教育方針、経営状態、資金繰り、成長性、経営者の人格、管理能力、内部、外部の評判、事故履歴、事故の時の対処方法、意志統一、職場の一体感、目的、目標、資金体系、労務管理、スタッフの人材育成への投資額、退職率、平均退職年数、仁術、算術、風通しの良い職場等多くの要因があると思います。

異常な医療過誤事件を起こした医療機関や医師には、厳しい事故原因調査をおこない、二度と同じ事故を起こさないよう徹底した再教育、時には罰を課すべきです。厳しくしないとまた事故を起こす確率が非常に高いのです。

組織（職場）自体が事故を起こしやすい土壌になっているのです。なあなあ主義で、お互いの傷口をなめあったり、ぐちをこぼしたりしているマンネリ化した組織なのです。

このような組織は前向きで建設的な意見が飛びかうことはありません。それゆえに事故を起こしやすいのです。

事故を起こした医者は自分が医師に向いていないとわかったら、さっさと方向転換して他の職業を選択することも大事です。投下資本を回収してないから等と考えずにです。ほかの職業へ転職したら自分がつぶしのきかないつまらない人間であることに気が付くと思います。それからよく考えて、また医者の道を志せばよいのです。今度は患者の心がよくわかる掛け替えのない、いい医者になることができると思います。

医療過誤の原因は沢山あります。１つや２つではありません。要因毎に真の原因をつかみ対策を打つことです。対策も１つや２つではなく原因以上に多くの対策があります。１つの原因に対策は少なくとも３つ以上あると考えたほうがいいと思います。特に重要なのが組織（職場）です。職場の問題をつかみ抜本的対策をしないと姿を変えた医療過誤をまた起こします。活性化した良い組織は大きな事故を起こしません。

事故は個人の問題だけではありません。千葉県がんセンターも、東京女子医大病院も、町田市のあけぼの第二クリニックも、群馬大学病院も、千葉市のクリニックも、千葉市も、組織の問題があると確信しています。組織の問題を見つけ手を打ってください。組織上の問題を軽視すると効果はありません。

異常事故の医師には特に精神鑑定が必要だと思います。一般の医師にも年１回のメンタルチェック、メンタルケアはいかがでしょうか。あまりにも異常な医療過誤事件が多いと、命を預けるお医者さんゆえに心配になってきます。精神鑑定、考えてみてください。

製薬会社「ノバルティスファーマ」と「医学界」の不正。偽薬で数兆円の売り上げをあげたノバルティスファーマ、見返り（寄付）を求めた医学界。生活保護者や高齢者を食いものにする医療法人。最近算術の医師達の横行ぶりが激しくなってきています。

先日は医師会の会長がＮＨＫのＴＶ番組の中で「金もうけを考えて医者になろうというような人は、一人もいません」のような発言をしていましたが白々しく感じました。逆にこの人は金がもうかると思って医者になったのか、と思ったものです。

これ以上信頼を失わないようにしてください。

＊

◎第一便：市長への手紙、２００７（平成19）年８月29日、奥の院で企画課課長へ手渡し

千葉市長殿
千葉市健康企画課御中
拝啓
貴市益々御繁栄の段大慶に存じます。下記の項目について報告いたします。
◇千葉市基本健康診査医療過誤、２年連続２回の見落としにより、末期肺ガン余命３～６か月となる。

私の妻「奥田和子」は千葉市の基本健康診査で17年度、18年度の2回、○○クリニックにて受診するが、2年連続2回もがんの陰影を見落とされました。

2回目の18年度は、医師は、陰影に気が付き、増大しているのに「異常なし」とうそをつきました。

18年9月、他院にて発見された時は「肺がん末期Ⅲb　余命3か月～6か月」と宣告されました。

人の命を守るべき病院、医師が陰影に気が付き、それも昨年より大きくなっていることを知りながら、患者には全く逆の「異常ありません（安心してください）」とうその報告をしました。医師である以上、増大している陰影を放置した場合、死を迎えることは充分承知していたことです。

この行為は殺人罪にあたります。

○○クリニックは2年連続、2回も続けて見落としたり、気が付いていて、うそ（虚偽）の報告をしたり、クリニックとしての管理体制、能力に疑問を感じざるをえません。

地域の住民の命を守る病院としては不適切です。

◇見落とされている人間を救え！

第三者機関による過去3年分のレントゲン写真の読影が必要。

私の妻だけではなく、他にも間違いなく、見落とされている人達がいると考えるべきです。

私は市の任命責任、監督責任ウンヌンを言うつもりもなければ、要求するつもりもありません。

唯一お願いしたいことは、私の妻のようなケースを無くして欲しいということです。突然の死の宣告、口で語ることも、筆であらわすこともできません。

明るいバラ色の家庭であったのが、一瞬にして暗黒の世界に急変します。このような暗黒の家庭をつくって欲しくないのです。今でも死の危機に陥ろうとしている人達がいるかもしれないということです。

◇放置するな。

市民の安心安全のため○○クリニックの過去3年分のレントゲン写真を、第三者に読影させ住民を安心させることです。

千葉市には住民の安全安心を守る責任があります。早急に実現させ、市民を安心させてください。もしできない場合は、なぜできないのか、その理由をわかりやすく教えてください。

貴市が各医院と、どのような契約を締結しているかはわかりませんが、「虚偽の報告をし、人を死に追い込む」ことは許されてよいのでしょうか。

私達市民は市の健康診査だから安心できる。国が率先してやっていることだから大丈夫。安全だということで無条件で信頼しています。一クリニックを信頼しているのではなく、市の指定病院だから信頼するのです。

その病院や医師から裏切られるということは、国の根幹である早期発見、早期治療を揺るがす大きな事件かと思います。監査に入ることが必要と思います。

信賞必罰で対応して、私達市民を安心させてください。必要ならばいつでも出頭しご説明申し上げます。

恐れ入りますが、この結果は随時教えて頂きたくお願いします。

敬具

1９・8・29　奥田　五郎

住所、TEL、FAX

＊

手紙は当時の健康企画課の課長に手渡しました。前述したかと思いますが、誰もいない奥の奥の方の部屋へと連れて行かれました。相手が市の職員でなければ身の危険を感じるような奥まった所でした。実際、少しは身構えておりました。

　こんな奥まで連れてくるとはよっぽど秘密にしたいのだと思いました。自分の課の人間にまで知られたくなかったようです。部屋にいるのは私と課長と部下の方、三人だけです。そこで私は依頼していた「老人事業契約書」をいただきました。

　課長が私に「何をお望みですか」と聞くので、私はこの最初の手紙を渡しました「もう用意していたのですか」とそんな会話があり、私の話が事実かどうか、これから確認しなくてはわからないと疑っていました。部下の方が「事実です。確認しました」と答えてくれました。

　私は老人事業契約書が入手できたので、どのような契約内容になっているか、千葉市を相手にすることができるのか、今後の対応をどうしたらいいのか、家に帰ってゆっくり読んで対応をすることにしました。

　妻の介護をしながら医療機関だけではなく、行政を相手にすることにもなっていくのです。

　市と市医師会が結んだ契約書には「事故が起きた時は事故調査特別委員会を設置して速やかに調査する」とありました。

＊

◎第二便：市長への手紙、２００７（平成19）年９月25日、ＦＡＸ

千葉市長　鶴岡　啓一様

住所、ＴＥＬ　奥田　五郎

拝啓　貴市益々の御繁栄の段大慶至極に存じます。下記の件について一筆認めます。

◇千葉市の基本健康診査において、虚偽の報告をされ、末期肺がん死に至る。

私の家内は、貴市の基本健康診査を貴市指定病院「○○クリニック」にて17年度、18年度と受診しました。17年度はガンの陰影を見落とされ、18年度は、あるまじきことには陰影が大きくなっているのがわかっていながら、「異状ありません、大丈夫ですと虚偽の報告」を受けました。

安心して生活していたら、３か月後他院にて陰影が発見され、末期肺がんⅢｂ、余命３～６か月と宣告されました。

今は全身にがんが転移し、呼吸困難のため酸素吸入しても苦しみ、死は時間の問題となっています。

貴市は「老人保険事業契約書」20条には「事故が発生した時は、ただちに適切な措置を講ずるものとする」とあります。また21条には「事故調査特別委員会を設置して速やかに調査するものとする」と明記されています。

ところが、

19年（2007）8月9日　保健指導課　事故報告、相談。
19年（2007）8月29日　健康企画課　事故報告、監査、第三者による読影依頼。
19年（2007）9月24日　具体的行動、報告もなし。
19年（2007）8月9日から9月24日　1か月半、45日間の空白。

貴市の市民に対する安全安心、市民の命を守る姿勢には、誠意が感じられません。また何のための契約書なのですか。

第二、第三の犠牲者「奥田和子」を出さないためにも早急に調査をし、必要な対策を打ち、処分することが必要です。2年連続2回続けての見落とし。18年度においては、うそをつき、人をだまし、ペテンにかけ、人を殺そうとしたのです。非情に悪質なクリニックです。

地域住民の安全安心のため、早急に契約書通り行動してください。最近わかったことですが、○○クリニックは近隣で？の付いている病院でした。悔やんでも後の祭りですが、厳正なる調査をし指導し「医は仁術」の道を歩ませてください。

資料（立証のため）健康企画課に提出済です。基本健康診査は早期発見、早期治療のため国が考え出して作った制度です。

日本の根幹を揺るがす大きな事件です。社会保険庁が年金問題で信頼を失ったように、千葉市はこの問題で信頼を失うことにもなりかねません。そして余波は大きく広がっていくかと存

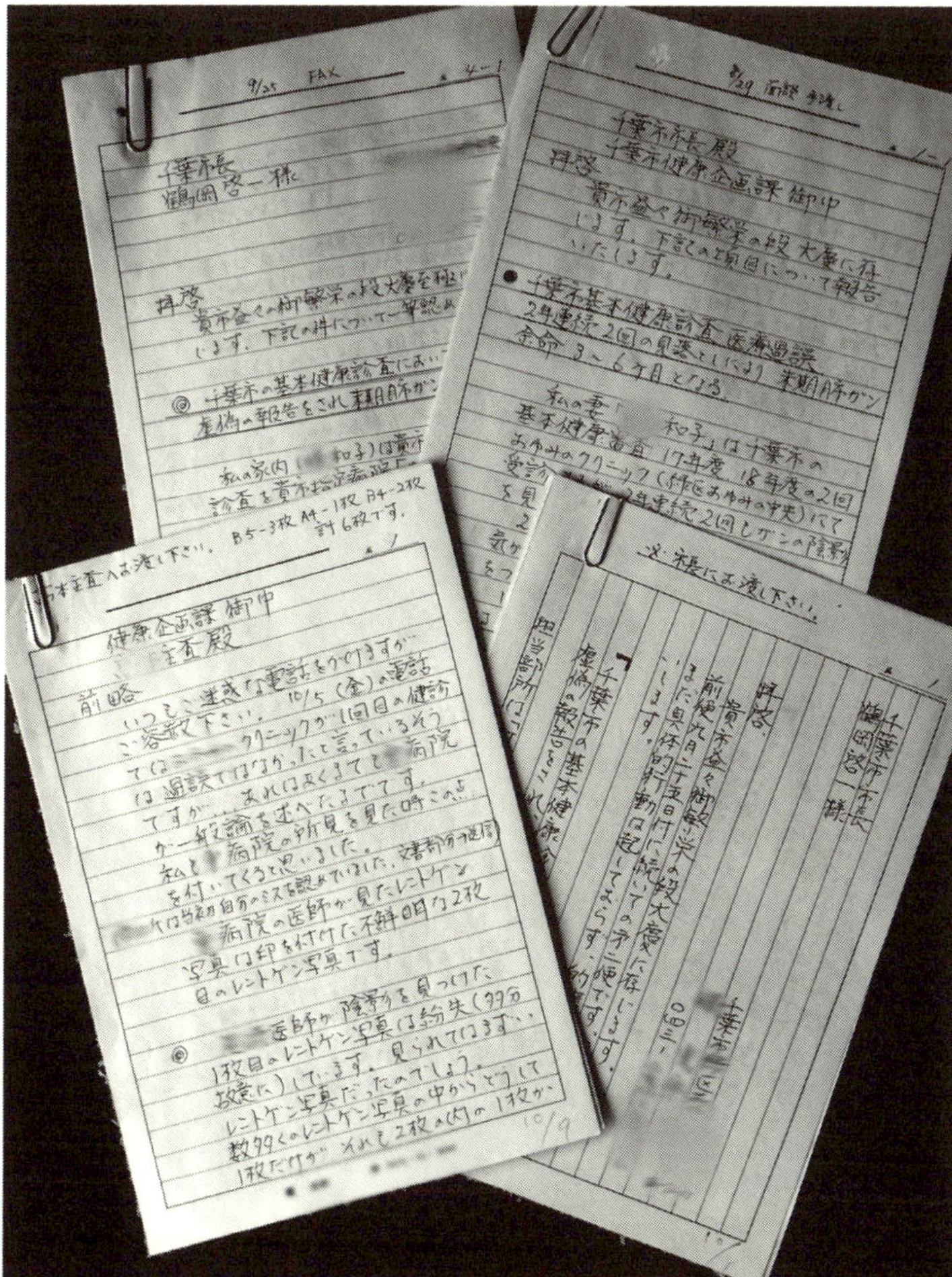

著者が、千葉市長および健康企画課宛にしたためた、医療過誤の子細を問い質した文書（2007［平成 19］年 8 月 29 日、9 月 25 日、10 月 1 日、10 月 9 日付けの計 4 便）。しかし、何の返答も得られなかった。

じます。

一日も早い行動を切に望みます。

敬具

19（2007）9 25 奥田五郎

追伸　〇〇クリニックで受診した市民は、すべて危険にさらされていると考えて行動してください。一日も早い救済措置をお願いします。

＊

医療側と同じく驚くべきことに、行政千葉市も誠意の一カケラもありませんでした。最初に接触してから、45日間1か月半、市民の生命が脅やかされているにもかかわらず、何の行動もありませんでした。全くの危機意識の欠如です。まるで他人事でした。千葉市も医療側も自分達には関係ない。どこの市の問題だと言わんばかりでした。どうしたらこんな非人道的なことができるのでしょうか。自分達が問題を引き起こしておきながらです。

私にはわかりません。ただこの道はすべての医療過誤の被害者が通る道です。もしあなたやあなたの家族が不幸にして医療過誤にあったら覚悟してください。**今までどんなに感じがよかった医療者も行政も、すべての相手方の関係者が手のひらを返したように変わるということです。もちろん中には変わらない人もいるかもしれませんが、甘い期待は持たないことです。非人道的な方達を相手にするようになります。さみしく悲しいことですが、本当のことです。そして、この**

姿が相手の人の真の姿なのです。

この後、第三便10月1日、第四便10月9日と、市民の生命の危機が迫っていましたので、間をおくことなく出しました。まるで石像のように、何の反応もありませんでした。「千葉県がんセンター」や「東京女子医大病院」「群馬大学病院」のような恒常的な医療過誤がないことを祈るばかりでした。

２００７年（19）11月２日。妻が亡くなったことをＦＡＸで知らせましたが、妻が死んでも何の反応もありませんでした。

これが現実です。これからこのような冷酷無情な人達を相手にしていくのです。私だけではありません。医療過誤の被害者全員が遅かれ早かれ経験・体験することなのです。

◎「監査立ち入り調査要望書」——千葉市保健所よりの回答

私は和子の介護の合間に、今だったらまだ助かる命もあると思い、千葉市等にクリニックで基本健康診査を受診した市民３年分のレントゲンチェックをして、誤ちがないか確認するようにお願いしました。しかし返答は全くなく、なしのつぶてでした。

その中で唯一返事がきたのは、厚労省へも働きかけていた千葉市保健所からでした。

千葉市保健所からの回答（全文掲載）

19 千保保第 350 号
平成 19 年 10 月 11 日

[redacted] 様

千葉市保健所長 [redacted]

「監査、立ち入り調査要望書」について（回答）

平成 19 年 10 月 1 日にご送付頂きました「監査、立ち入り調査要望書」について、下記のとおりご回答いたします。

記

保健所は、病院や診療所等への立入検査を、「医療法」第 25 条第 1 項の規定に基づき実施しています。

さて、過去数年分のレントゲン写真の読影を行い、見落としあるいは虚偽の報告がないか確認されたいとのことですが、検討の結果、医療法に定めがないため、ご要望の調査については、ご期待に応えることができません。

誠に恐縮に存じますが、ご賢察のうえご理解いただきますようお願い申し上げます。

担当：千葉市保健所総務課
医務係長 [redacted]
電 話 238-9921
FAX 203-5251

＊

奥田五郎様

千葉市保健所長　〇〇印

平成19年10月11日

「監査立ち入り要望書」について（**回答**）

平成19年10月1日にご送付頂きました「監査立ち入り調査要望書」について下記のとおりご回答します。

記

保健所は、病院や診療所等への立入検査を、「医師法」第25条第1項の規定に基づき実施しています。

さて、過去数年分のレントゲン写真の読影を行い、見落としあるいは虚偽の報告がないか確認されたいとのことですが、**検討の結果医療法に定めがないため、ご要望の調査については、ご期待に応えることができません。**

誠に恐縮に存じますが、ご賢察のうえご理解いただきますようお願い申し上げます。

担当、千葉市保健所総務課

＊

回答は立ち入り調査はできないとの回答でしたが、回答があったことにより心なごむものがありました。誠実さを感じたものでした。

ただ平成26年12月17日の毎日新聞社会面、東京女子医大病院の医療過誤事件の記事の中に「厚労省と東京都は6月、**「同病院の安全管理体制等を確認するため、医療法に基づく立ち入り調査を実施。病院側に経緯の報告を求めていた」**と掲載されていました。

またも私に知識がないための失敗だったようです。もっと勉強してから要請していれば可能だったようです。知識がないと相手の言ってることがうそか、真実かがわかりません。保健所を信用するより他ないのです。

立ち入り調査は、相手方の解釈次第、さじ加減で実施できるか、できないかが決まるのでしょうか？

◎「医療法」真逆の解釈

▽千葉市保健所は、**医療法に定めがないため実施できない。**
▽厚労省と東京都は、**医療法に基づいて実施した。**
おかしくありませんか。同じ「医療法」です。どうしてこのように解釈がわかれるのでしょうか。和子の医療過誤はクリニックの安全管理体制がしっかりしていれば起こらなかったことです。

これ以上犠牲者を増やさないため立ち入り調査を求めたのです。多くの医療過誤は安全管理がしっかりしていないから起きるのです。

◎安全管理体制の欠如

医療過誤の被害者の方達へ……疑問があれば立ち入り調査を要望してください。できないとの回答であったら、東京女子医大病院や群馬大学病院には、安全管理体制を確認するため、厚労省と東京都が立ち入り調査を実施しています。

「なぜ、できないのですか、」と質問してください。返ってきた答で納得がいかなかったら勉強して納得できるまで話を続けてください。前例があります。できるはずです。命の重みにかわりはありません。

この当時、私は和子の介護でいっぱいで、これ以上する精神的余裕も時間もありませんでした。和子は回答書を受領してから、わずか20日後に亡くなりました。

第5章「もう辞めたの」と闘病中の妻の驚きの声、弁護士降板（平成19年）

◎弁護士降板による様々な悪影響

弁護士が途中で辞めるということが、後々どれだけの悪影響が出てくるのか、この時はわかりませんでした。ただ和子の驚きの表情、声等が今後を予測していたのかもしれません。和子にとっては余命3か月の診断をされて以来のショックのようでした。

自分が信頼し任せた弁護士が辞めるということは、私が想像していた以上の衝撃を和子に与えたようでした。がん患者にとってよくないのは心の不安定です。かわいそうなことをしました。

依頼した弁護士から、「多くの案件をかかえていて奥田さんの所に来るのに往復で数時間、半日仕事になってしまう。他の仕事もあるし、事務所を維持していかなくてはならない。奥田さんの仕事を続けることはむずかしい」という申し出があったのです。

恐らく、「私の仕事が簡単に片づいて報酬も悪くない。友人の紹介だし、と思い、軽い気持ちで引き受けたが、思っている以上に時間もかかりそうだ。依頼人も黙って、『先生、先生』と言っていいなりになるような人でもなさそうだ。逆にいろいろと提案してきたりして面倒くさい。この際、今までかかった費用を頂戴して終えたほうがよさそうだ」と判断したのでしょう。

私はいつ亡くなるかもわからない妻のことで精一杯で、精神的にも肉体的にも時間的にも余裕がありません。このような時にこんなことを言ってきて、酷い人だと思いました。状況のわからない方ではなく、よくわかっている人です。でも辞めたいと言ってる人を無理に留めてもいい仕事はできません。

内心、「これは大変なことになった、どうしたらいいのか」と、いろいろなことが頭の中を巡りました。このような状況下で、あれもこれもやらなくてはいけません。耐えることができるのか？　弁護士の代わりもしなくてはなりません。介護もしなくてはなりません。また今まで和子がしてきたことを全部自分がやらなくてはならないのです。そしてこれから、いつ不測の事態が起こるかもわからないのです。過酷な世界が待っていることは確実です。決して楽な生活はありません。

試練です。受け入れるより他ありません。他の選択肢はないのです。私と和子のため、他の人の力を借りるのではなく、二人で共闘していくことに決めました。

妻が亡くなってから弁護士捜しに奔走することになりますが、いい勉強になりました。

◎弁護士選びのポイント

訴訟で勝つも負けるも弁護士次第と言われています。とっても重要なことですので、私が経験、体験したことを述べてみます。苦労しました。その中から得た私なりのエキスです。お役に立てたら嬉しい限りです。

弁護士にも良い弁護士、悪い弁護士、算術、仁術の弁護士等多くの弁護士がいます。

面談した弁護士の数は50名以上、期間は2年と6か月。選んだ弁護士は3名、依頼した弁護士は1名です。

良い弁護士を見つけるのに必要なことは、まず量です。量から質への転換です。量をこなしていくうちに選別眼も養われてきます。また「弁護士とはどういう仕事か」ということも、自分なりにわかるようになってきます。わかってくると、選別の時間も徐々に短縮されてきます。厳しい目で良い弁護士を見つけることにしました。同じ失敗はしたくありませんでした。

弁護士と名が付けば誰でもよい、というのであれば簡単に見つかります。しかし良い弁護士を欲するなら、時間と労力を惜しんでは見つかりません。

私が考える良い弁護士とは、次のとおりです。

①責任感が強い、②人間が正直で素直、③正義感がある、④約束を守る、⑤挑戦意欲が強い、⑥闘争心がある、⑦勉強する、⑧やる気がある、⑨専門を持っていて、明るい、⑩わかりやすく話をすることができる、⑪依頼人の立場にたって考えることができる、⑫礼儀正しい、⑬マナーを心得ている、⑭ふんぞり返っていない、⑮相性があう、⑯長く付き合うことができる、⑰第一印象がよい、⑱フェアである、⑲品性がよい、⑳交渉力が強い、㉑実績、キャリア、能力がある、㉒費用が適切である――等です。

このようなことを基準として捜し歩きました。なかなか見つけることができません。でもあきらめるわけにはいきません。

ようやくして、この人であったらという弁護士に会うことができましたが、残念なことには医療の経験がありませんでした。でも感触はつかみました。必ず捜すことができるという強い思いを得ました。

それから半年後、いい方と知人の紹介によって出会うことができました。ところがこの方は所属している事務所が医療側に属していたので、患者側である私の弁護はできないということでした。弁護士にも医療側の弁護士と患者側の弁護士に明確にわかれていることも、この時初めて知りました。**六本木の伊藤弁護士は受けてはくれませんでしたが、より良い貴重なアドバイスをくださいました。人間として魅力ある方でした。感謝しています。ありがとうございました。**

医療がわかる弁護士の数は絶対的に少ないようです。その少ない中から自分に合った良い弁護士を捜さなくてはいけないのです。至難の技ともいえます。また医療問題弁護団という組織もありますが、かなりばらつきがあるように感じました。医療問題弁護団の弁護士であったら誰でもいいというわけにはいきません。ただ、所属しているだけで、医療に疎い弁護士もいます。

問題意識を持って弁護士と接している内にいろいろな事がわかってきました。当たり前ですが、算術の弁護士もいれば仁術の弁護士もいるということでした。そして多くの弁護士が算術を得意としてました。温室育ちの環境下で育ったせいか、人間としての魅力にも欠けていました。

以前私の親戚筋の一人がアメリカ（ユダヤ系アメリカ人、京大東大交換留学生）で弁護士をしていましたが、辞めて大学教授になった時、私は彼に「なぜ弁護士を辞めたの」と聞いたら、彼は**「訴訟で勝つためにはうそをつかなくてはいけない、人格がおかしくなる」**と言っていました。

側で一緒に食事をしていた叔母が「スティーブには無理、そんなことはできない」と言いました。

アメリカと日本の違いはありますが、考えさせられる一面でした。

弁護士と接している内に、それも段々とわかるようになってきました。弁護士としても良し、人間としても良し、仁術の弁護士を求めて支払った相談料もかなりの額になりましたが、同じ轍（てつ）は踏みたくなかったのです。

私が二年半足を棒にして真剣に求め続けた良き弁護士選びから学んだことをお話しします。参考になれば幸いです。

◎私が学んだ弁護士事情

手広くやっている弁護士事務所には、事務員という名称の営業社員を置いています。依頼人からの連絡はここで預かり、弁護士にはすぐには取りつぎません。ここで何をするのかというと、依頼人の選別、ふるい落としです。

おいしい依頼人とおいしくない依頼人の振り分け作業です。おいしい依頼人とは次の通りです。

おいしい依頼人とは――

①　簡単に問題解決できて高額な報酬を払うことのできる依頼人。
②　自分達の言うことを何でも素直にハイハイと言って聞く無知な依頼人。
③　先生先生といって権威に弱い依頼人。この3点がそろえば超上得意客、VIPです。この他にも
④　問題をかかえていて、一人では解決することのできない依頼人。
⑤　孤立無援となっていて、心身が衰弱している依頼人。
⑥　マスコミが注目しそうな問題を抱えている依頼人。
⑦　その他

これに反して、おいしくない依頼人とは――

①　問題解決が難しそうな依頼人。

②　要求の高い依頼人。
③　時間のかかりそうな依頼人。
④　自分より知識も経験もあり、手強そうな依頼人。
⑤　時間がかかるわりに報酬が期待できそうもない依頼人。
⑥　金払いの悪そうな依頼人。
⑦　その他

弁護士事務所は簡単に報酬を得ることのできる依頼人と時間のかかる依頼人とを選別しているのです。その選別の一つの方法が「調査」です。

担当弁護士が決まる前に、まだ弁護士と話すらしていない時に「依頼する案件について調査しましょう」「調査費用はいくらです」「いつまでに支払ってください」「支払い確認後調査に入ります」「期間は何か月位です」「調査後担当弁護士を決めます」といった具合で話をすすめていきます。この一連の言葉で、おいしい客か、おいしくない客かを判断していくのです。おそらくマニュアル化されていて、それによって訓練されていると思います。この過程でちゅうちょすればおいしくない客と判断され、それで終わります。時間をかけずに棚ぼたの依頼人（棚からぼたもちが落ちてくるのを待つ）を見つける方法です。

多くの依頼人は助けを求めてやってくるので、この案件を飲むことになります。飲まなければ次のステップに行くことができません。

調査しても契約するか、しないかは弁護士次第です。彼等がおいしい依頼人と判断すれば契約します。この依頼人はすこし面倒くさい、おいしくないと思えば契約はしません。断る口実等いくらでもあります。

調査費用稼ぎでもあります。恐らくこの調査は弁護士がするのではなく、彼等事務員と称するものの仕事と思います。

本来調査一つにしても、担当弁護士とよく話し合って心の交流を図ったうえでするものです。それで始めてお互いの信頼関係が生まれ、良い仕事ができるのです。良い弁護士は、会ったこともない依頼人の案件の調査等はしません。

「敵を知り己を知らば百戦危うからず」と言われているように、先ずは依頼人のことをよく知ることです。知ったうえでの調査です。ところがこの過程がありません。彼等のする調査はいい加減なものではないかと推測します。商売・利益追求、算術の弁護士事務所は要注意です。意外と多いようです。

費用も、私が依頼した弁護士の数倍の報酬を要求していました。品物は悪いのに高いのです。良い品物であったら高くても買います。しかし悪い品物に高値はつけられません。悪い品物は買わないことです。必ずあなたが気に入る良い品物はあります。あきらめないで捜すことです。

これらの弁護士事務所は親切そうに宣伝して依頼人を集めていますが、その目的は、その人達を救うためではなく、おいしい依頼人を見つけるためです。大半の依頼人は振るい落とされます。心得ていてください。

このようなことができるのは大都会だけです。中小都市ではもっと親切にきめ細かく対応していかないと、弁護士であってもやっていくことができません。**弁護士の世界も選別の時代がすぐそこまできていると思います。大都会でも今から自分をもっと鍛えて、もっと親切に依頼人の身になってやっていかないと淘汰されるのではないかと、弁護士捜しをしていくなかで強く思いました。**

◎選びたくない弁護士

いろいろな弁護士さん達がいました。中にはこんな人にお願いしても大丈夫かな、全然魅力を感じないな、なぜ弁護士になったのだろうと疑問を感じた人もいました。

私が選びたくなかった弁護士は次の通りです。

①　覇気のない弁護士

この人に頼んでも勝てるかな？　相手方に私の言っていることを伝えることができるのか、それ以前にやる気があるのか、何のために弁護士になったのか、この弁護士に依頼しても勝てる気がしない負け弁護士。

②　マイナスのシグナルを発信する弁護士

自分の心の中の動揺を抑えることができないで、外部に出していた人もいました。ベテランでその道では名の通っている人でしたが、話の途中で怒り？で手がブルブルふるえていました。怒るようなことを言ったわけではありません。対等に人と人として普通に話をしていただけです。普通に話をしていたのが気にくわなかったのでしょう。

こんなことで感情が高ぶり、相手に見抜かれるようでは、ろくな仕事ができないと判断し選びませんでした。

③　うそ、ごまかし、ハッタリの弁護士

勝つためには手段を選ばずで、自分が勝ってきた戦歴を述べていました。このような弁護士に任せたら私の人格も疑われることになります。そこまでして要求を通したい、勝ちたいとは思いません。同じような人間には見られたくないので選びませんでした。

④　知識はあるが心が伝わってこない弁護士

経験も豊富で知識も充分ありましたが、暖かい血の通った心が伝わってきません。長丁場です。

機械的にただ仕事をこなしていくだけの弁護士とはお付き合いしたくないものです。楽しくありません。有形、無形の成果もあまり期待できそうもなく選びませんでした。

⑤　事務所が立派、一等地

豪華な事務所、しかも一等地にあると人はそれだけで信用してしまいますが、私は要注意と捉えます。外箱は立派でも中身はどうでしょうか。中身のお粗末さを隠すために、外観である外箱を見栄えよくするのは古代からやっている手法です。事務所を維持するのにどれだけの経費がかかるのでしょうか。その経費は誰が払うのでしょうか。相当量の仕事をこなさないとやっていけないのではないでしょうか。仕事が雑になったり、難しい仕事は途中で放り投げたりはしないでしょうか。

これらの付けはすべて依頼人に回ってきます。

⑥　義務で相談に乗っている弁護士

相談料をもらっているから、あるいは今日は担当日だからとその場所に出ている無気力な弁護士。相談人は困っているから相談にくるのです。もっと親身になってやってあげれば相談人も喜ぶのに、それができない弁護士。意外と多いです。**弁護士の仕事の一つは無私の人助けではないのでしょうか。それがなければいい弁護等できません。選びません。**

⑦ 依頼人より自分が偉いと思っている弁護士

何を勘違いしているのかわかりませんが、自分は偉いのだと思って高飛車な態度に出てくる弁護士がいます。人間として弱く、まだまだ未熟な弁護士だと思います。これでは相手方の弁護士にやられてしまいます。選びません。

依頼人は困っているから先生助けてください、お願いしますと言ってくるのです。自分の不得手な土俵外のことで困っているから、その道の専門家である弁護士の所へ来ています。専門家であるからその件については依頼人より優れていて当たり前のことです。偉ぶること等、何ひとつありません。

依頼人の土俵で戦ったら依頼人が勝ちます。依頼人は勝ったからといって偉ぶったりはしません。勝つのが当たり前だからです。逆に偉ぶれば恥です。

偉ぶるような弁護士は謙虚さを失っているので人間としての暖かみがありません。仕事も無味乾燥、やってやっているんだの恩着せがましい弁護士です。

⑧ 誹謗中傷する弁護士

私はようやくの思いで、これはと思う弁護士を見つけましたが、相手方（医療側）の弁護士から邪魔が入りました。

私から弁護士を断ったのではないのに、「あの人は一生懸命やっていた前任の弁護士を簡単に解任するような酷い人ですよ」「医療過誤事件を刑事事件として告訴するような人間ですよ」「そんな人の弁護を引き受けるのですか」と言われたのではないでしょうか。それで、どうしたものかと真剣に考えていたように感じました。この他にも相当私を中傷したようで、そのことが、その時の表情、態度、会話から充分推測できました。これはまずいと思ったものです。

最初の弁護士が辞めたことが、このような結果になろうとは思いもしませんでした。

ビジネスの世界では、「人の悪口は言うな。他社の悪口は言うな。人間性を疑われて取れる契約も取れなくなるぞ」と教わったものです。ところがこの弁護士の世界では違っていました。もちろん一部の弁護士であることはよくわかっています。閉鎖的な旧態依然たる社会であり、一般社会上の地位は高くても、人間として貧しい人もいるのだと思ったものです。

精神的に貧しい人達だから「妻が死んでも知らぬ存ぜぬ。完全無視、仲間内（千葉市、クリニック、医師会、弁護士）で結束して泣き寝入りを待つ戦法」を取ったのだということが明確になりました。私が感じていたことは間違いではなかったようです。「誰か助けに入ったら邪魔をしてやる、孤立無援にさせてやる」、このような手段を考える弁護士も選びたくないものです。

依頼した弁護士に相手方からの露骨な中傷はありましたが、私は今までの弁護士捜しの経験上、この方以外にはないと直感しました。断られては大変です。散々悪口を言われていることは前述以外にも、随所でシグナルを発信していたのでわかっていました。依頼した弁護士にいくら口で真実を伝えたところで無駄です。

初対面の私と、弁護士仲間の言葉と、どちらを信用するのか、私の言葉ではなく、同じ弁護士仲間の言葉を信じます。私は、言えば言うほどマイナスになると判断しました。この件については言わず語らず、行動で私のことをわかっていただくより他ありません。ありのままの自分を出し、時間をかけてわかってもらうことに決めました。

当初はいつ依頼を断られてもおかしくない、一触即発の状況下におかれていました。

弁護士選びは至難の業です。一生に一回も弁護士と接触しない人が大半です。何も分かりません。手探りです。それと、わらにもすがる思いで駆け込んでくるので、目の前しか見えず客観的な判断ができなくなっています。ゆえにむずかしいのでしょう。

◎失敗からの教訓、弁護士捜し

散々時間と費用をかけて足を棒にして弁護士捜しをした私が、今弁護士を捜し選ぶのであったら、次のことに注意をします。

１、医療ＡＤＲの弁護士を選ぶ。この道の経験豊富な弁護士がいるので会いに行き、面談し相談する。**その中から自分に合ったふさわしい人をあなたが選別し見つけることです**（各問題毎に

ADRが設置されていると思うので、他の問題でも同じ方法が取れると思います)。

参考までに

「東京弁護士会　紛争解決センター」03—3581—0031

「第一東京弁護士会　仲裁センター」03—3595—8588

「第二東京弁護士会　仲裁センター」03—3581—2249

これ以外にも各地にあります。

2、医療問題を専門にやっている法律事務所

「すずかけ法律事務所」03—3941—2472

無料電話法律相談　03—3941—2636　毎週土曜日　13〜17時

魚がいない所に網を打っても魚は取れません。労多くして益少なし、私はこれをやっていました。不効率であり効果があがりません。

皆様方には同じ失敗をして欲しくはありません。前記1、2の場所には間違いなく、あなたが捜している弁護士がいます。これ以外にもいい弁護士は沢山いると思います。**大事なことはあなたと相性の合う良心的な弁護士を見つけることです。**

第6章　医師の豹変・2枚のカルテ

◎君子（院長）豹変す

当初は起こしてしまった事故の大きさに驚き、大変なことをしてしまったと、院長は心も身体も一杯一杯に表現していました。私も充分その心を感じ取ることができていました。この人は良心的な人であり、本当に心から取り返しのつかない大変なことをしてしまったことを悔やんでいるということがよくわかりました。その思いが言葉にも行動にもにじみ出ていたのです。

和子の病状を心配し、和子の担当医の所へも出かけて行き、病状を把握して手紙やＦＡＸで教えてくれていました。また和子のＣＴスキャンを私より借り出し、独自に専門医に問い合わせ、何か良い方法はないかと真剣になって動いてくれていました。

この時点では、私は院長が拙宅へ最初に説明に来た時から、カルテを改ざんしていたことには気が付いていませんでした。というよりカルテ改ざん等をするとは夢にも思っていませんでした。本当に一生懸命やってくれている、有り難いとさえ思っていました。

ところが私が依頼した弁護士が降板した頃から音沙汰がなくなりました。私が会いたいと申し出ても全く相手にされず、無視の状態となりました。「私は一人で行くから、院長はスタッフ同席でも弁護士同席でもいいから、会って話をしましょう」という申し出にも、なしのつぶてとなりました。この人も土壇場にくるとこうなるのかとさみしい気持になったものです。当初の誠意あふれる態度は、カルテを改ざんして人をだましていた、うしろめたい気持からのようでした（そうとは思いたくないのですが）。

◎クリニックの院長からの手紙

当初クリニックの院長から来た手紙には、こうしたためられておりました。

＊

「お手紙の中で、わたくしに対し過分な御評価のお言葉があり、ただただ恐縮をいたしました。わたくしの医院で起きたこの度のお辛い出来事にもかかわらず、至らぬわたくしに対し、このような慈悲に満ちたお言葉をおかけ下さることに、畏敬の念を禁じえませんでした。このような切羽詰まった状況にあられながら　怒りの矛先にあるべきわたくしに対し、なぜこのようなお言葉を下さることができるのだろうと、人間としての奥田様の深さに恐れ入ると同時に、大きな厳しい宿題を戴いたものと考えております。後略」

２００７年３月14日（これ以外にもあります）

＊

私はこの院長は、人間としても素晴らしい方であるし、人間誰しも過ちはあります。和子は不幸にして死んでいきますが、院長はそうではありません。生きていく人間のことを、本当に真剣に考えて接していました。

◎医師の豹変

しかし残念なことに、化けの皮がはがれてしまったのです。院長の意志ではなかったのかもしれませんが、豹変したのです。

恐らく医師会専属の弁護士や取り巻き連中から、「相手方は弁護士が降りたので、弁護士も付いていない。孤立している。このようなことにはなれていない。いろいろなことを言ってきて生意気だ。このまま黙っていたら相手から頭を下げてくる。頭を下げてきてから交渉だ。有利な条件で和解に持ち込む。なにがしらの金を恵んでやろう。決してこちらから行動は起こすな。何か言ってきても無視してやることだ。弁護士が付かないように邪魔してやる。事故調査特別委員会を開かせないし、原因究明、公表もしないから安心していろ。相手は一人ぼっちだ。俺達に逆らうなどもっての他、痛い目に合わせてやるから、もうすこしがまんしてくれ。無視、無視、無視、これが一番効くぞ、特に相手は女房が死にかけていて気が弱くなっている。この時が有利な条件で和解に持ち込むチャンスだ」とでも吹きこまれたとしか考えられません。

その結果院長は、今までの誠意ある行動は間違いであったと気付き、豹変したのだろうと考えざるを得ませんでした。実に素晴らしい人であっただけに残念でした。かわいそうな人でした。

◎私の決意「弔電1本、悔やみの言葉1つなし」

人の弱みを握って付け込んでくる相手は卑怯な人だと思います。私の今までの人生から、このような卑怯な人と妥協することはできません。

今までもこのような汚い方法で、多くの医療過誤の被害者の方達（弱者）を泣かせてきたのでしょう。私がここで妥協してしまったら、クリニック、千葉市、医療側は益々図にのって多くの後進の医療過誤被害者が泣くことになります。私一人の問題ではありません。決して妥協することはできません。

フェアに、「ありとあらゆる手を使い対応していくぞ」と心に決め、それを院長に伝えました。

医療過誤で妻を苦しめ、がん陰影が大きくなっていることがわかっていながら妻には教えず、死の直前の貴重な最後の時間を4か月間も無駄に過ごさせ、妻を死亡させておいての無視は考えられません。

妻が死んでも弔電1本なし、悔やみの言葉1つなし、誠意のひとカケラもありませんでした。

あったのは誠意とは逆の不誠実だけでした。これから誠意のない相手、考えられない人間の集団を相手にしていくのです。腹を据えました。

医療側（クリニック、千葉市）が私を無視する目的は、有利な条件による和解か、時効を狙ってのことです。時効によってすべてが終わります。できれば相手にしたくない人達を相手にしなくてはならなくなりました。私が行動しなければ時効になります。それこそ相手の思う壺です。

◎妻和子の生涯最後の手紙「院長先生へ」

この手紙は、妻が院長に出した最初で最後の手紙です。また悲しいことですが、和子の生涯の最後の手紙になってしまいました。和子が必死の思いで、最後の力を振り絞って書いた手紙の返事はきませんでした。

医療過誤の被害者の心からの無念の声です。

＊

院長先生へ

平成19年8月1日

この度はこういう事態になりとても残念でなりません。いままで一度も私の気持を伝えることができずもどかしさを感じておりました。私の率直な気持をお伝えしたいと思い同封させていただきます。

35年前、私は父をすい臓がんでなくしました。まだ57歳の若さでした。今日のような診断機器もなく、すい臓という部位のため発見も遅れ開腹したものの手の施しようもなくそのまま閉じました。約半年間の入院闘病でした。

末期はお腹から下がむくみマッサージをしたり痰がからむのでティッシュでとったり、痛がるので再三痛み止めを要求したりして看病し最期を看取りました。今でも死の直前の父の苦しみが脳裏に焼きつき離れません。

私も父の年齢に近づいた頃からあんな死に方はしたくない。そのためには早期発見早期治療だと心に決め、仕事を辞めてからは種々の健康診断を受けるよう心掛けました。〇〇クリニックを全面的に信頼し、全部の診断をお願いしました。

しかし信頼は完全に裏切られました。

① 17年度の検診では〇〇先生が影を見つけたにもかかわらず、院長先生による「乳頭である」との誤診により見過ごされました。

乳頭が写る率はどれぐらいあるのですか？　乳頭は全員が持っています（ちなみに16年度9月、会社を辞める直前のレントゲン写真を取り寄せたところ　全く影はなく乳頭すら写っていません)。

疑いが少しでもあれば側面から撮るなり、要精密検査にするなりの配慮がほしかった。

②　18年度の検診は影が大きくなっているにもかかわらず「異常なし」でした。レントゲン写真を私に提示するわけでもなく、おざなりの診療でした。この時点ではまだ○○クリニックを信頼していたので私から提示は求めませんでした。今から思えば悔やまれます。

①、②より言えることは○○クリニックの医師の慢心と3人の医師がいるにもかかわらず、おのおのが勝手に判断し、チームプレーに欠け、一人の患者をトータルに見る視点の無さです。私は早期発見、早期治療のため○○クリニックで受診したにもかかわらず、いや○○クリニックで受診したゆえに　早期発見の機会を1度ならず2度まで奪われ、早期治療の道を完全に断たれてしまいました。

早期発見の機器がたくさんあるにもかかわらず……です。

18年9月整形外科医院で肺に疑いがあるからすぐ精密検査をするように言われた時もまだ○○クリニックを信頼して「乳頭だと思います」と答えていました。しかしレントゲン写真を見せられ乳頭にしては大きすぎると思った時、3か月前の○○クリニックの「異常なし」は何だったのか不信感でいっぱいになりました。

9月に整形外科に行かなければ今ごろ死んでいたかもしれません。

私たちは医師を病院を信頼し、何か異常があればなるべく早く発見し、治療してもらいたいのです。それしか方法がありません。でも私は早期治療の道を断たれ　前には近い死のみです。

なるべく考えないように生活していますが、やはり時折裏切られた悔しさ、無念さがこみあげてきます。

がんの三大治療の効果が少ないから大勢の人が亡くなりがん難民が発生しているのです。少しでも副作用が少なく効果のある療法を求めて行くのは当然の結果です。お墨付きの療法のみ振りかざし「それ以外の治療費は支払わない」と言うのは、がんを知らない時代錯誤の考え方です。被害者である私は自分の納得する治療を受けたいのです。

奥田　和子

＊

この三か月と一日後、和子は私達の元から永遠に去って行きました。本当に死は近い所まできていたのでした。

◎医療関係者の方々へ——2枚のカルテについて

＊

医療関係者の皆々様へ

ここに2枚のカルテ（後掲）があります。最初のカルテ（103頁）は1回目の基本健診、17年6月16日のものです。次のカルテ（107頁）は2回目の基本健診18年6月12日のカルテです。

① 1回目のカルテに記載されていることと2回目のカルテに書かれていることは関連性がありますか。

② 1回目のカルテを見てから診察されると思いますが、どのような点に気を付けて診断されるでしょうか。

③ 診断の前に、前年度のレントゲン写真を取り寄せて確認しないのでしょうか。

④ 診断前に前年度のレントゲン写真と今年度の新しいレントゲン写真を比較しないのでしょうか。

⑤ 1回目と比較して2回目の陰影が大きくなっていたらどのように診断されるのでしょうか。また受診者にはどのように伝えるのでしょうか。

⑥ 1回目のレントゲン写真と比較して2回目のほうが陰影が大きくなっていても異常とはいえないのでしょうか。

⑦　陰影が大きくなっていれば異常と判断し精密検査に回すべきではないでしょうか。
⑧　1回目のカルテに乳頭と思われるが念の為再チェックとあり、同じ角度からレントゲン写真を撮っていますがこれで正しいのでしょうか。
⑨　同じ角度から撮れば、もし陰影があっても乳頭と重なって的確な判断ができないと思いますが違いますか。
⑩　角度を変えて、横から、あるいは斜めから撮ったほうが陰影があるか、ないかがよくわかると思います。どうなのでしょうか。また、レントゲン読影の基本かと思います。
⑪　1回目のカルテを見ますと、2回目の診断チェックポイントは
㋑　昨年度乳頭と診断したが正しかったのか、正しくなかったかの確認。
㋺　陰影が昨年と比較して大きくなっているのか、大きくなっていないのかの確認が重要ポイントと思いますが、違いますでしょうか。
そして、もし大きくなっていたら
⑫　即座に精密検査の指示を出す。一日も早く精密検査を受けさせる。……ことではないでしょうか。
⑬　1回目のカルテでは乳頭のサイズまで書かれているのに、2回目のカルテには書かれていません。この場合サイズの大きさが問題になるのではないでしょうか。
⑭　なぜ重要ポイントとなるサイズが1回目のカルテには書かれていて、2回目のカルテには

1回目のカルテ、2005（平成17）年6月16日

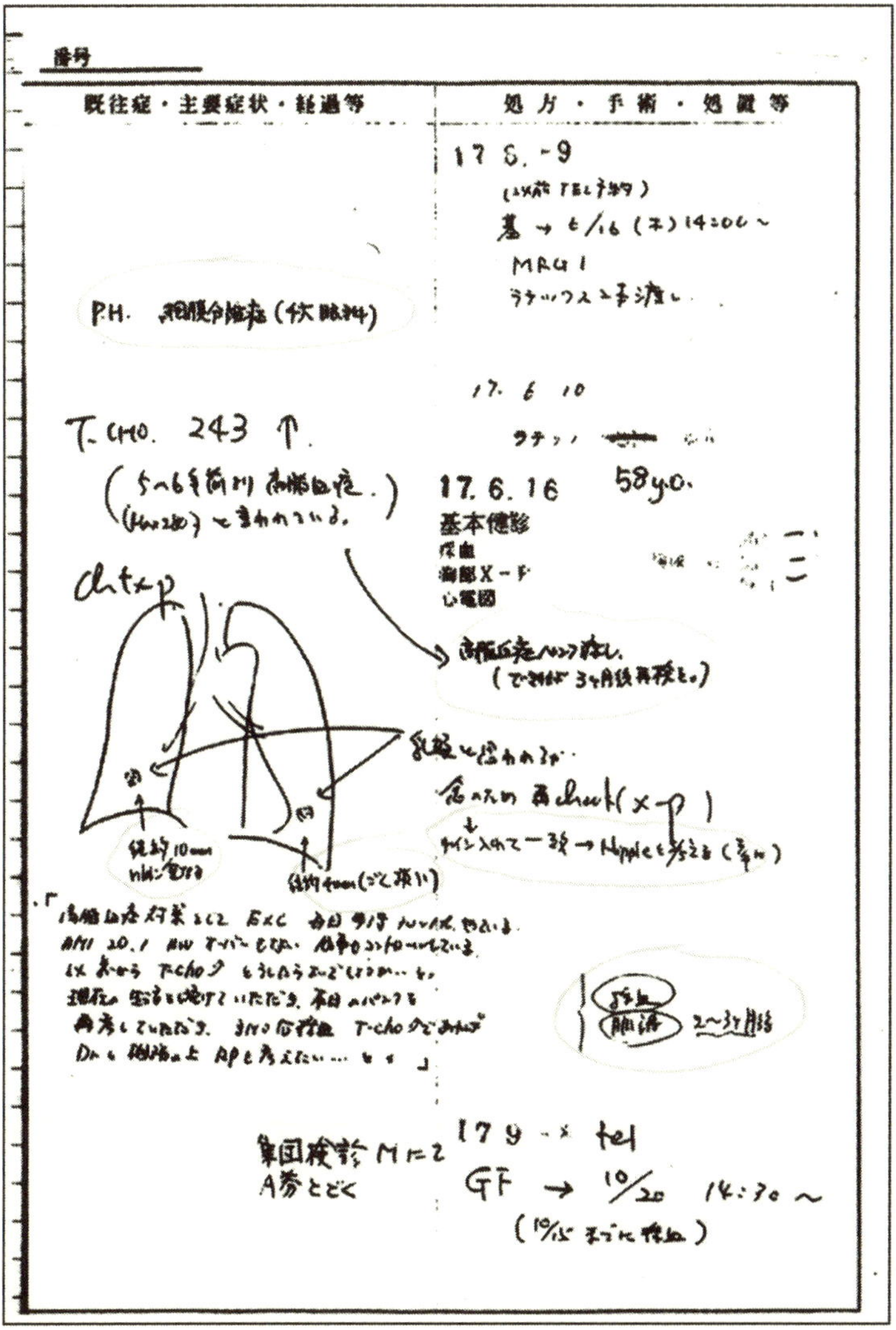

番号

既往症・主要症状・経過等

処方・手術・処置等

17 8. -9

T-cho. 243 ↑

17. 6. 16　58y.o.

基本健診

採血

胸部X－P

心電図

chx-p

集団検診 Mにて

A券とどく

17 9 - x tel

GF → 10/20 14:30 ～

書かれていないのでしょうか。

次のようなことは考えられないでしょうか。

㋑　2回目のカルテのレントゲン写真等は検査時に書かれたものではなかった。後から書いたのでサイズは書くことができなかったのではないでしょうか。

㋺　1回目のカルテは丁寧に両乳頭のサイズまで書かれています。同所にあったカルテです。しかも親切丁寧な院長記載のカルテです。部下である医者は、同じようにサイズを書くのが自然と考えますが、違いますでしょうか。

㋩　1回目のカルテにレントゲン写真の部分サイズが書かれていなかった。ゆえに書かなかったのでしょうか……？でもそうなりますと、「昨年と比較して」何と比較したのでしょうか。関連性がよくわからないカルテのように感じます。

⑮　1回目のカルテは非常に親切丁寧に書かれています。しかしそのカルテを見て診察、診断、検査した形跡がないような気がするのですが、どうなのでしょうか。

⑯　1回目の検査で10ミリ対4ミリと大きさが違っていた時点で精密検査に回すべきではなかったのでしょうか。

⑰　1回目のカルテの詳細記載は、2回目の検査時点では記載されてはなかったのではないでしょうか。

⑱　2回目の検査医は1回目のカルテに詳細が記載されていれば、⑪の診断ポイントに気が付

いて注意して診察するのではないでしょうか。

⑲ それとも2回目の検査医はカルテも見ないで検査するようないい加減なやり方をしたのでしょうか。

⑳ 私には、1回目のカルテに詳細が記載されていなかったのか、それとも2回目のカルテなのか、あるいはカルテも見ないで診察するようないい加減なところだったのか。

しかしカルテを記載しているということはカルテは見ていたということになります。

何かがおかしいとは思いますが、よくわかりません。教えていただけたら有難く存じます。

㉑ このクリニックでの診断結果は多くの兆候が出ていたと思いますが「異常なし」だったのです。この診断で正しかったのでしょうか。

4か月後妻は末期肺がんⅢb、余命3か月から6か月の死の宣告を受けました。私が検査時にカルテを見ていたら異常に気が付き妻は助かっていたのです。

医師でもない私がカルテを見て異常に気が付き、妻を助けることができる。医師はカルテを見て異常に気が付かず、妻を死なす。ありえない話かと思います。

医師達は異常に気が付いていても、異常を妻に教えず、妻を死なす、これもありえない話かと思います。

第7章　このカルテは改ざんだ

（カルテ、基本健康診査　受診記録票、乳がん［マンモグラフィ］検診票、医師の手紙から素人が読み取ったことです）

◎『カルテ』

① 右上がりの字と右下がりの字

これは同じ日、同じ時刻に書いたものではない（医師法では遅滞なく診療録に記載しなければならない）とあります。【参照：2回目（18年）のカルテ①】

② カルテには触診したと書かれていますが妻は否定していました

死人に口なしですが、女性であるから触診というのは特殊なことであって、触診をされたか、されてないかはよく覚えていると言ってました。妻は「この先生はうそをついている。卑怯な人

2回目のカルテ、2006（平成18）年6月12日

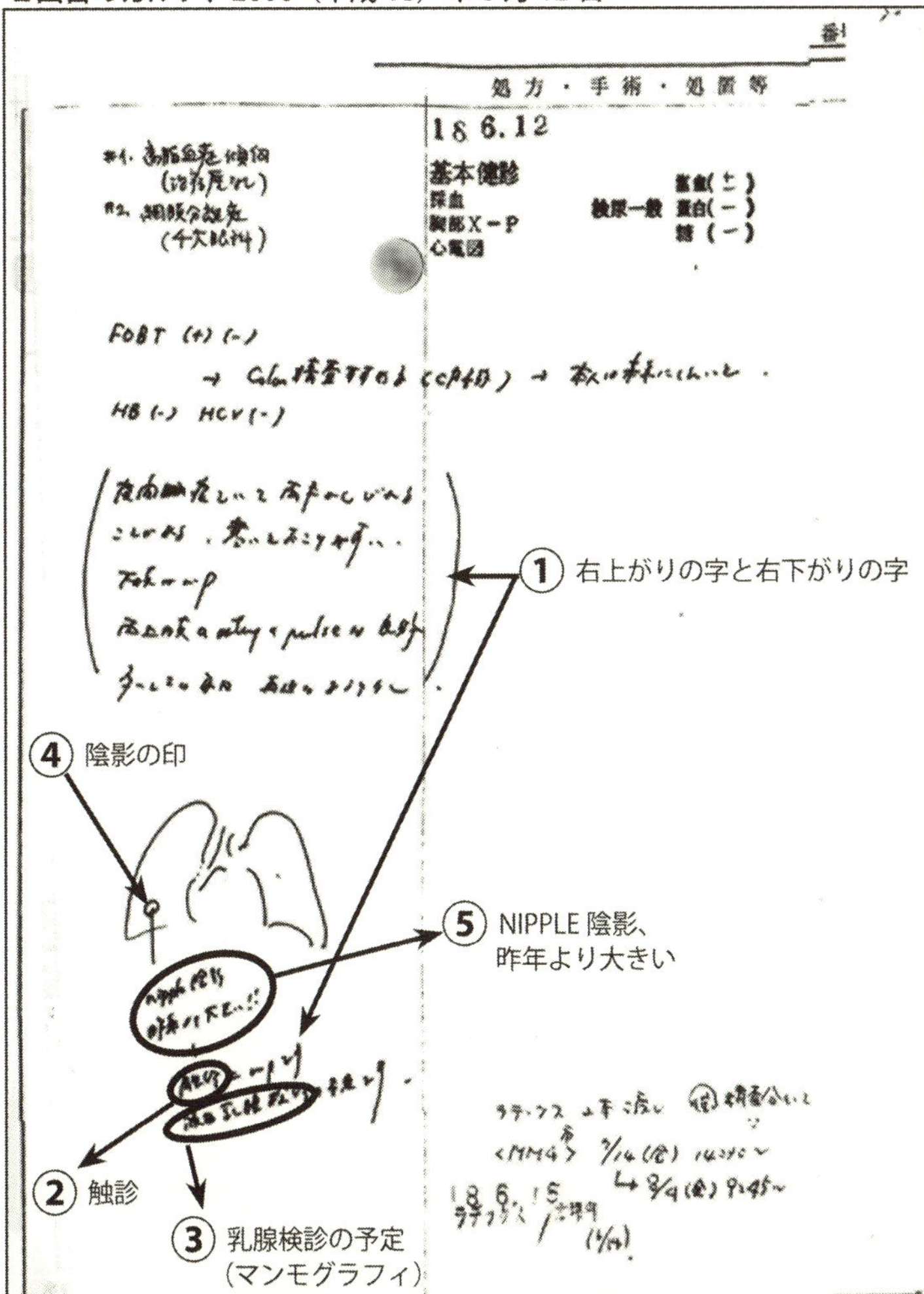

このカルテには、陰影が昨年より大きくなっていると明確に記されているが、医師は患者にこの事実を伝えず、「異常なし」と受診記録票に記述した。

だ」と言ってました。

私もこの先生はうそをついていると思います。なぜうそなのかは、これから順次解明していきます。【参照：本文「死の宣告を受けた妻の気持」、2回目のカルテ④】

③ 後日乳がん検査の予定が入っているとカルテに書かれていて、触診ともあります

(イ) マンモグラフィの予定があるのに自分で触診、乳がん検査をしています。本当にしたのでしょうか。矛盾しています。

(ロ) 本当に触診していたとしたら何のためにしたのでしょうか。NIPPLE、乳頭陰影(これもうそと思いますが、後述解明)を乳がんと疑って触診したのでしょうか。触診した結果を妻にはどのように伝えたのでしょうか。

一言でも伝えていれば妻は助かっていたと思います。

「陰影（がん、腫瘍）が昨年より大きくなっています。触診してみましたが乳がんではないようです」そうすると妻は、「ではその陰影はなんでしょうか」と質問するに決まっています。

(ハ) 触診をした結果を受診者に伝えないような医師がいるとは思えません。又受診者も触診までされて結果を聞こうとしない受診者がいるとは思えません。

(ニ) この医師は触診していないと考えるのが普通と思われます。触診していたら、レントゲ

ンに陰影はある。しかし触診したがしこりはない。だったらここに写っている陰影は何だ？肺か、それとも、「昨年ＮＩＰＰＬＥと診断したのは間違いだった、昨年より成長しているというのは進行性がんの可能性が強い。即精密検査の手配だ」となります。その場合、妻は初期がんで今も生きていた可能性が強いのです。

㋭ この医師とクリニックは「陰影が大きくなっていることも、触診したとしたら、触診の結果」も妻に伝えませんでした。

㋬ **異性による触診（男性医師）は特殊なことなので記憶にハッキリと残ります。**すべての女性の方が言っています。

㋣ 触診して、その会話がないということはありえません。

㋠ カルテ改ざんは追及する気はありませんが、医師法違反です。【参照：２回目のカルテ②③】

㋷ 自分達の失敗を隠すためにカルテを改ざんし、妻に罪をかぶせるようなことは許せません。

注：**ＮＩＰＰＬＥは婦人の乳くび、乳頭のことです。**

④ **ＮＩＰＰＬＥ陰影昨年より大きい**

ＮＩＰＰＬＥ陰影が昨年より大きくなっているということは異常なのではないのでしょうか。異常であったら生死に関わる大事なことです。すぐに伝えるべきではないでしょうか。

す。

カルテに書かれている事をなぜ伝えないのでしょうか。医師及びクリニックの姿勢を疑います。

このようなクリニック、医師は他にも沢山いるのでしょうか。恐いことです。私達は気を付けなくてはいけません。

㋑　しかしＮＩＰＰＬＥ陰影昨年より大きいは本当のことなのでしょうか。レントゲン写真にＮＩＰＰＬＥが大きく写っているということは、ＮＩＰＰＬＥが大きくなっているから大きく写るということです。露れているＮＩＰＰＬＥが小さかったら大きく写ることはないと思います。昨年より大きいと断言していますので、ＮＩＰＰＬＥは肉眼で見ても大きくなっていることがわかる大きさになっていたと思います。

もしそれだけ大きくなっていたら、健康に人一倍気を付けている妻が、気が付かない等ということがあるのでしょうか。しかも昨年度がんをＮＩＰＰＬＥと見誤られている妻です。ＮＩＰＰＬＥには神経質になっています。おかしな話です。

触診して、レントゲン写真にはＮＩＰＰＬＥ陰影が昨年より大きくなっているのが写っています。そして目の前には昨年より大きくなっている受診者のＮＩＰＰＬＥがあります。受診者もいます。

これだけおぜん立てができていても、ＮＩＰＰＬＥ陰影が昨年より大きくなっていることを伝えなかったのは、なぜですか。どのくらい大きくなっていたのでしょうか。

同じカルテには、一年前のＮＩＰＰＬＥのサイズが右10ミリ左４ミリと書かれています。右が大きくなっていたのですか、左ですか。前年度サイズが書かれていれば、今回も同じように書かれていて当たり前かと思います。またこの場合どれだけ大きくなっているかが重要ポイントだと思います。そのことがよくわかっている医師がサイズを記入しないのも解せないことです。

㋺　２００６年（平成18年）６月受診時にカルテは書かれていたのでしょうか、日付は６月12日受診日の日付になっていますが、医療過誤が発覚してからあわてて書いたように思いますが違いますでしょうか。

がんの進行度を知る上で大事なサイズを書いていないのは、このカルテを描いたのが四ヶ月後だったので書くに書けなかったのと違いますでしょうか。

㋩　カルテにはＮＩＰＰＬＥ陰影と書かれていますが、本当にＮＩＰＰＬＥ陰影ですか。レントゲンには陰影が写っている。念のため触診をしたがしこりはない。乳がんではない。触診したと主張しているのだから、目の前にはＮＩＰＰＬＥがある。そのＮＩＰＰＬＥの左右の大きさは際立って大きくはなっていない。念のためサイズをはかってみる。念のためレントゲン写真を横から斜めから撮ってみるが陰影はない。これはＮＩＰＰＬＥ陰影に間違いはない。ということでＮＩＰＰＬＥ陰影と判断されたのですか。それとも誰かの圧力があってＮＩＰＰＬＥ陰影とされたのでしょうか。カルテには多

くの矛盾点がありすぎます。カルテ改ざんのような気がしています。【参照：２回目のカルテ②④⑤】

⑤　なぜ「NIPPLE陰影昨年より大きい」と書いたのか

前年度基本健診の陰影見落としは、右肺の陰影をＮＩＰＰＬＥと見誤ったのです。その辻つま合わせのために、医療過誤発覚後ＮＩＰＰＬＥ陰影昨年より大きいと書いたものと思われます。院長は前年度自分が陰影をＮＩＰＰＬＥと判断して見誤ったため、この陰影を他の陰影とすることは自分の力量不足と昨年度の見落としを露呈することになります。ゆえに担当医にＮＩＰＰＬＥ陰影昨年より大きいと書かせ、前年度見落とした院長の罪をかぶらせたものと思われます。その結果矛盾だらけのカルテになったのではないでしょうか。してもいない触診をしたように書いたり、マンモグラフィの検査があることを知っていながら自分で乳がん検査（触診）をしたりしています。相当他からの圧力もあり動揺していたのではないでしょうか。その後数か月して担当医はクリニックを辞めさせられています。どこへ行ったかわかりませんでした。トカゲのしっぽ切りだと思ったものです。

私がこの事実に気が付かなかったら、クリニックは「ＮＩＰＰＬＥを陰影と見誤っていました。誤診です、申し訳ございません」で通していたでしょう。私も人間誰しも誤ちがあると思い、これ以上の追及はしなかったと思います。しかしカルテは通常受診時に受診者の目の前で書きま

2006（平成18）年6月12日の受診記録票

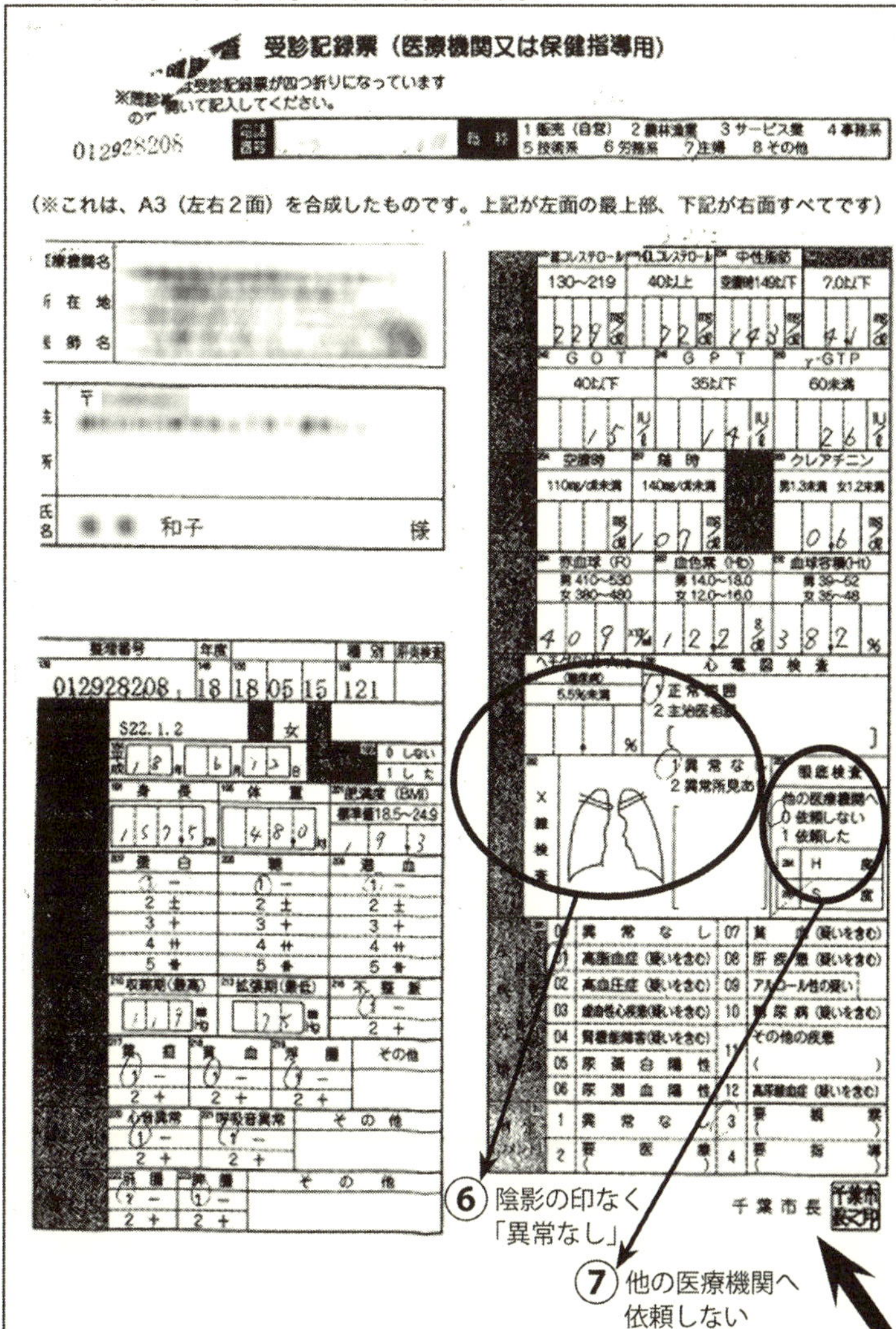

受診記録票（医療機関又は保健指導用）

※問診票の受診記録票が四つ折りになっています
開いて記入してください。

012928208

1 販売（自営）2 農林漁業 3 サービス業 4 事務系
5 技術系 6 労務系 7 主婦 8 その他

（※これは、A3（左右2面）を合成したものです。上記が左面の最上部、下記が右面すべてです）

医療機関名
所在地
医師名

〒

住所

氏名 ●● 和子 様

整理番号 012928208　年度 18　18 05 15　121

S22. 1. 2　女

受診日 平成 18年 6月 12日

身長 157.5　体重 48.0　肥満度（BMI）標準値18.5～24.9　19.3

蛋白 1 −　糖 1 −　潜血 1 −

収縮期（最高）117　拡張期（最低）78

総コレステロール 130～219　229
HDLコレステロール 40以上　72
中性脂肪 空腹時149以下　143
7.0以下　4.1

GOT 40以下　15
GPT 35以下　14
γ-GTP 60未満　26

空腹時 110mg/dl未満
随時 140mg/dl未満　107
クレアチニン 男1.3未満 女1.2未満　0.6

赤血球（R）男 410～530 女 380～480　409
血色素（Hb）男 14.0～18.0 女 12.0～16.0　12.2
血球容積（Ht）男 39～52 女 35～48　38.2

心電図検査　1 正常範囲　2 主治医相談

X線検査　1 異常なし　2 異常所見あり

眼底検査　他の医療機関へ　0 依頼しない　1 依頼した

00 異常なし　07 貧血（疑いを含む）
01 高脂血症（疑いを含む）　08 肝疾患（疑いを含む）
02 高血圧症（疑いを含む）　09 アルコール性の疑い
03 虚血性心疾患（疑いを含む）　10 糖尿病（疑いを含む）
04 腎機能障害（疑いを含む）　11 その他の疾患（　）
05 尿蛋白陽性　12 高尿酸血症（疑いを含む）
06 尿潜血陽性

1 異常なし　3 要観察
2 要医療　4 要指導

千葉市長

す。妻の目の前で書いていたものであれば、これだけ重要なことを妻に説明しないはずはありません。説明さえしていれば妻の医療過誤はなかったのです。

参考に医師法23条と24条をあげてみます。医師法、23条「医師は、**診療をしたときは**、本人又はその保護者に対し、**療養の方法その他保健の向上に必要な事項の指導をしなければならない**」。24条「医師は、**診察をしたときは、遅滞なく診療に関する事項を診療録に記載しなければならない**」……とあります。

第1回目の基本健診も2回目の基本健診もこの医師法に違反しているかと思います。**【参照：2回目のカルテ①②③④⑤】**

◎「基本健康診査　受診記録票」

①　カルテと受診記録票は異なったX線検査結果を記載してもいいのでしょうか？

カルテはクリニック、医療者専用です。通常受診者は見ることができません。受診者が見ることができるのは、受診者に渡された受診記録票だけです。もし受診記録票がカルテと真逆に記載されていたらどうなるのでしょうか。

カルテは異常ありです。私達が手にした受診記録票は異常なしです。間違ったですますことは

できません。待っていたのは死神です。私の妻は永遠に見ることも話すこともできなくなりました。

＊医療者の方々へ、こんなことがあっていいのでしょうか。カルテと同じことを受診記録票に記載してください。口頭でもわかるように優しく病状を説明してください。二度とこのようなことのないように肝に銘じてください。【参照：2回目のカルテ②④⑤、受診記録票⑥⑦】

②　受診記録票は誰が書くのですか、誰が書かなくてはいけないのですか

カルテにはレントゲンの図、右肺に丸印が付いていて、そこから棒線が出ていてＮＩＰＰＬＥ陰影昨年より大きいと書かれています。誰が見ても見落とすことがないくらい明確に書かれています。ところが受診記録票は何も書かれていません。前述しましたがカルテは私達受診者は見ることができません。いくらカルテに異常があっても私達受診者はわかりません。**私達受診者にとって必要なのはカルテと同じことが書かれている正確な基本健康診査　受診記録票です。**

ＮＩＰＰＬＥ陰影であろうが、なかろうが昨年より大きくなっているということは異常も異常、黄信号ではなく赤信号ということです。

誰が受診記録票を書いたのですか、医師ですか、看護師ですか、院長ですか、考えたくはありませんがクリニックあげての組織的改ざんでしょうか。こんなことをして何の得があるのですか。他の人にも同じようなことをしているのでしょうか。もっともっと人の命を大事にしてく

ださい。あなたがたのいい加減なやり方で妻は命を奪われたのです。【参照：2回目のカルテ④⑤、受診記録票⑥⑦】

③　カルテと受診記録票よりの推測……やっぱりカルテ改ざんだ

カルテ1点だけ、あるいは受診記録票だけを見ているとなかなか気がつきませんが、関連資料を並べてよく見て推理思考していくと、今まで見えなかったものが見えてきます。最初はカルテだけを見ていました。受診記録票まで頭がいかなかったのです。受診記録票を取り出して見てみると、にわかには信じられなかったですが、そこには「異常なし」他の医療機関へ「依頼しない」とありました。そこでカルテを持ってきて対比させると余計明確になってきました。点から線、線から面への展開です。点（カルテ）から線（受診記録票）そして面（マンモグラフィ）へと展開していくことになります。

当時の私はこれらのことがわかっていても人生末期の和子のことが心配で、医療過誤どころの話ではありませんでした。

「カルテ」のレントゲン図には陰影の印と共に、ＮＩＰＰＬＥ陰影昨年より大きいと明確に書かれていました。ところが千葉市発行の「受診記録票」には、この図も説明も何も書かれていませんでした。もちろん異常なしの太鼓判がおされていました。

これはクリニックがカルテの改ざんだけに目がいっていて、受診記録票にまで手が回らなかったからです。それとこれが大きいかも知れません。まさかお人好しの素人がここまで読み取っていくとは夢にもおもわなかったのでしょう。簡単にだませると思ってクリニックが総力をあげてやったことではないでしょうか。

カルテには、陰影の印が強調されています。これだけ強調されているものを転記忘れするわけありません。ではなぜ受診記録票には同じように記載されていなかったのでしょうか。

④　なぜ受診記録票とカルテが違っていたのか

受診記録票を書いた医療過誤が発覚した２００６年（平成18年）11月頃にはカルテに「陰影のしるしもＮＩＰＰＬＥ昨年よりも大きい」も書かれていなかったと思います。書かれていなかったから受診記録票に転記されていなかったのです。当時は何も書かれていなかったのではないでしょうか。

㋑　カルテは医療過誤発覚後に改ざんされたものと思います。医師法では診療した時は遅滞なく診療に関する事項を診療録（カルテ）に記載しなければならないと定められていますが、それすらしていなかったと思います。それだけいい加減な診療をこのクリニックはしていたのではないでしょうか。同時期に書かれていれば同じように右下がりの字になっています。

㋺　あるいは自分の口頭診断（大丈夫です。安心してください）と全く逆の正確な診断（陰影昨年より大きい、右肺の異常陰影）をカルテに書くことによるためらい、良心の呵責（かしゃく）があって書くことができなかったのではないでしょうか。どちらかだと思います。

カルテ改ざんをしても、受診記録票も同じように改ざんしなければ改ざんは成功しません。しかしカルテはクリニックだけにありましたが、受診記録票は遺族の手元にありました。遺族がこの受診記録票に気が付かなかったり紛失していたら、疑問を感じることもなく終わっていたかもしれません。

医療過誤があった時はすべての資料をよく読み取る必要があります。数年は手元に保管しておくことが必要です。もし紛失していたら再発行を依頼するか、個人情報開示請求をして取り寄せることが必要です。

クリニックは被害者のことを考えるのではなく、自分達の起こした医療過誤をどうやったらごまかすことができるのかだけを考えたようです。ごまかすことだけに専念してカルテを改ざんしました。改ざんしたカルテには多くの矛盾点が出てきました。その結果〝墓穴を掘る〟ことになったと思います。

自分達の医療過誤を素直に認め、第2、第3の被害者を出さないために、真摯に対応していればこのような結果にはならなかったと断言します。【参照：2回目のカルテ④⑤、受診記録票⑥⑦】

◎『医師の手紙』

① 2006年3月、医師から私宛に手紙がきました

そこには驚くべきことが書かれていました。「右肺の異常陰影に気付いていた……」と。

医師の手紙⑧（部分）

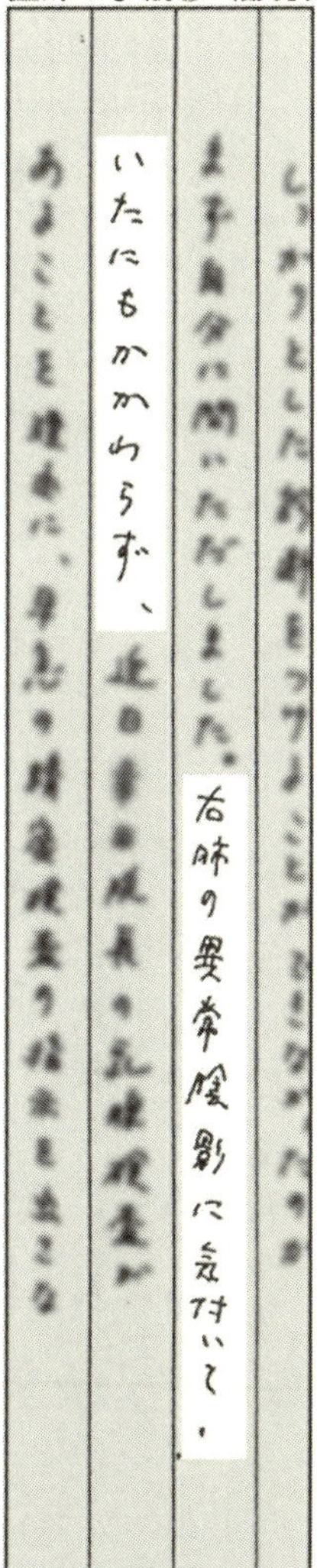
右肺の異常陰影に気付いて、
いたにもかかわらず、

医師からなぜこのような手紙が来たのか、参考になると思いますのですこしお話しいたします。私は妻が医療過誤にあい余命3か月の死の宣告を受けた時、「むなしさ、あきらめ、かなしみ、なんでこんなことになるのか、これからどうしたらいいのか、この感情をどこにぶつけたらいいのか、死とは、今、目の前にいる妻が数か月後にはこの世にいなくなる、姿形が消えてなくなってしまう、本当にこんなことが起こるのか」、非常にさみしく複雑な今にも泣きだしそうな心境

でした。

ただ不思議と相手に対しての怒りはあまり湧いてきませんでした。人間であるからには間違いは誰にでもある。わざとやったわけではない。やりたくてやったわけではないと思っていました。かえって医師やクリニックの将来のことを本気になって考えていました。その気持は本文掲載の院長の手紙からでもわかると思います。

相手のことを真剣に思う気持はありましたが、同時に多くの人間は逃れられないような過ちをした場合、最初は平身低頭します。ところが通用しないとわかると豹変し、手の掌を返すのも同じ人間であるということも充分わかっていましたので、相手の甘い言葉にも乗ることなく気を付けていました。

こんなことがありました。

２００６年11月日付のクリニックの院長よりの手紙には、初回の説明場所としてホテルオークラ（幕張）の和室を指定してきました。送迎の車を寄こしますので宜しくということでしたが、お断りしました。

恐らくそこで一席設け、私の心を懐柔して一件落着を計ろうとしたのではないでしょうか。高級料亭で豪華な食事を出して酒でも飲ませれば簡単に転がる人間と思われたようです。情ない話です。

妻和子が死のうとしている時に一席設ける等、何をこの人は考えているのか「?」「?」が沢山、沢山付きました。でもおくびにも出しませんでした。

相手方の心を開かすには、この人間は手強そうだ。注意しなくてはいけない。私の過ちを許してくれそうもない。うかつなことを話したら大変なことになりそうだ。私のことを嫌っていると思わせたらいけません。そんなことをしたら入ってくる情報も入ってきません。

難しいことかもしれませんが、後々泣かないためには、相手方に、この人は鷹揚な人で話せばわかってくれる。私の失態も許してくれる。危険人物ではない、安全な人物だと思わせることが必要なのです。時には間抜けな人間と思わせた方が、相手方は気を許します。気を許して本当のことを話してくれる確率が高くなってきます。両親の呵責とこの人間に話してもわかりゃしないという気持からポロッと本音が出てきます。この時必要なことは何気ない風情で聞き流しておくことです。そうしますと段々と情報が入ってきます。

反応してしまいますと、この人間は間抜けではない、気を付けなくてはいけないと思われ情報は入ってこなくなります。

当たり前のことなのですが、医療過誤にあうと本人だけではなく家族や友人の方達は頭の中がパニックになって怒り心頭に達し相手を責めまくります。これをやっては駄目です。間違いなく失敗します。今までの私が得た体験からの知識であり、知恵です。怒り心頭に達し相手を責めまくっている時は頭の中はまっ白で何も考えていません。相手の反応も捉えることができなくなっていきます。

これをやりますと、てきめんに相手はこの人は敵だ、私に害を及ぼす人間だ、自分の身を守らなくてはいけないと判断し、心を閉ざし防衛体制になります。そうすると必要な情報は入ってきません。相手は考えて自分の有利な情報しか流さなくなります。自分にとって不利な情報は隠すか、有利な情報に仕立ててから（カルテ改ざん等は医療過誤にあったら常識と考えてた方がよいのかもしれません）流してきます。

「和」なのか「戦い」なのかはわかりませんでしたので、このようなことに注意しながらやっていました。この結果の一つが医師からの手紙です。【参照：医師の手紙⑧】

②　医師は気付いていた

医師が気付いていた異常陰影は右肺でした。しかしカルテにはＮＩＰＰＬＥ陰影昨年より大きいと書かれていました。改ざんです。

今までカルテと受診記録票を見、推理思考してきた結果、カルテ改ざんは間違いないと思っていました。でも後一歩スッキリしませんでした。時間があれば自問自答していました。ＮＩＰＰＬＥ陰影昨年より大きいとはどういうことなのだろう、ＮＩＰＰＬＥがそんなに大きくなるのか、大きくなっていれば和子にわからないわけがない。今見ても左右のＮＩＰＰＬＥの違いはない。ＮＩＰＰＬＥ陰影昨年より大きいは昨年度陰影を院長が見落とした、辻つま合わせだろう。圧力を受けてＮＩＰＰＬＥ陰影としたなと思っていました。【参照：２回目のカルテ⑤、医師の手紙⑧】

◎内部告発、医師からの手紙

上からの圧力や、うそをつくことにつかれ、罪の意識にさいなまれ、手紙を書いてくれたのだと思います。内部告発です。良心的ともいえる行為です。

ＮＩＰＰＬＥ陰影昨年より大きいや触診は自分の意に反したことであり、書くことに相当抵抗があったのではないでしょうか。多分右肺の異常陰影と本当のことを記載したかったと思います。組織の体制がそれを許さなかったのでしょう。

これより改ざんのパレードです。参考のため細かいことでも気が付いた事を列挙します。【参照：医師の手紙⑧、２回目のカルテ②④⑤】

③　右肺の異常陰影

医師は右肺の異常陰影に気がついています。カルテに書くなら右肺の異常陰影と書きます。右肺の陰影をＮＩＰＰＬＥと間違えることはありません。

私達はカルテを改ざんされたら見極めることは至難の技ということがこれでよくわかると思います。【参照：医師の手紙⑧、２回目のカルテ①②③④⑤】

④ NIPPLE陰影昨年より大きい

カルテには「ＮＩＰＰＬＥ陰影昨年より大きい」と記載されています。なぜ右肺の異常陰影に気が付いていた医師が、全く違ったＮＩＰＰＬＥと書くことができるのでしょうか。組織的改ざんこわいことです。私達はここまで見抜くことはできるのでしょうか。【参照：２回目のカルテ⑤、医師の手紙⑧】

⑤ 触診

右肺の異常陰影に気がついていた医師がなぜ関係ない触診をしなくてはいけないのでしょうか。この医師は妻が言っていたように触診はしていません。卑怯な人というより卑怯なクリニックです。

妻が言っていたこと、触診していないが正しかったのです。死に行く妻に汚名をきせようとは以ての外です。これで汚名をすすぐことができ、妻の名誉は守れました。

すべての改ざんは医師の意志だけではなく、院長の指示、即ちクリニックあげての組織的改ざんと思われます。言葉をかえていえば、クリニックが総力をあげて妻を、死の宣告だけではなく、

だまし罪に落とし入れようとしたのです。【参照：2回目のカルテ②、医師の手紙⑧】

⑥ 異常陰影を医師が放置

なぜ右肺の異常陰影のことをカルテにも記載せず、妻にも伝えず放置したのでしょうか。故意に放置したのであれば殺人ということにもなりかねません。陰影を放置すればどうなるかが一番良くわかっている専門医です。医師である以上自分達の犯した罪の重さがよくわかるはずです。よくここまで組織的改ざんをしたものです。【参照：2回目のカルテ①②③④⑤、受診記録票⑥⑦、医師の手紙⑧】

⑦ カルテを改ざんし患者のせいにする医師への疑問

自分達の失敗を隠す為に改ざんをして、その罪を妻にかぶせようとする行為はわかりません。もし裁判になれば、争点の1つは「**妻の主張は触診はされていない。クリニックの主張は触診をした**」と言うことになります。クリニック側に言わせれば「NIPPLE陰影かどうかを確認するために触診をしました。触診をしていない等というのは受診者が忘れているか、金目的でうそをついているかです。私は間違いなく触診しています。カルテの改ざん等はしていません。」ということを強硬に主張してきます。

カルテ改ざんが明るみにでなければ、妻は死の宣告を受けた上で、うそつきのレッテルまで張られるところだったのです。死の寸前の妻をだましてまで自分たちを守ろうとする浅ましさには言葉もありません。

医療界の方、カルテの改ざんは人をだますということなのです。それをわかってください。二度とやらないでください。

⑧ いい加減な診療

1回目の陰影見落としも、2回目の陰影が昨年より大きくなっている原因もつかまないままで診療を終えています。こんないい加減な診療でいいのでしょうか。老人法による健康診査マニュアルによれば、読影結果の判定は「肺癌検診における胸部エックス線写真の判定基準と指導区分」によって行うと明記されています。

⑨ 悪化の原因が分からず患者にも伝えない

陰影が大きくなっている原因もつかんでいません。陰影が大きくなっていることを妻に教えてもいません。大きくなった原因を診療し、教えるのが医者の役目と思います。その責任を果たしていないことがカルテから読み取れます。このクリニックはどのような意識でスタッフを患者に接しさせていたのでしょうか。

一事が万事でなければいいと願うだけです。他の受診者の方達のことが心配です。

◎乳がん（マンモグラフィ）検診表

◇マンモグラフィの検診票

マンモグラフィの検診票を参照してください。基本検診の受信日は6月12日です。マンモグラフィの検診日は8月4日、5日です。この間、2カ月あります。

㋑ **手紙によれば**右肺の異常陰影に気が付いていたが、院長のマンモグラフィを理由に早急の精密検査の指示を出さなかったと書いています。

㋑の1．右肺の異常陰影がなぜマンモグラフィでわかるのでしょうか。

㋑の2．異常陰影を二ヶ月間放置すればどうなるのでしょうか。

㋑の3．進行性がんの場合は時間が勝負です。二ヶ月間も放置すれば取り返しがつかないことになることをよく知っている医師が、なぜこんなことをしたのでしょうか。

㋑の4．マンモグラフィの検査前に報告はしていたのでしょうか。

㋑の5．マンモグラフィ検査後、この医師は確認はしたのでしょうか。確認するのが当たり前かと思います。確認さえしていれば妻はまだ助かっていたのです。確認もしない、事前報告もしない。死の危険が迫っているのに、わかっていて何もしません。無責任すぎます。本当に何と言っていいのかわかりません……？でもこれは事実なのです。

2006（平成18）年8月4、5日のマンモグラフィ

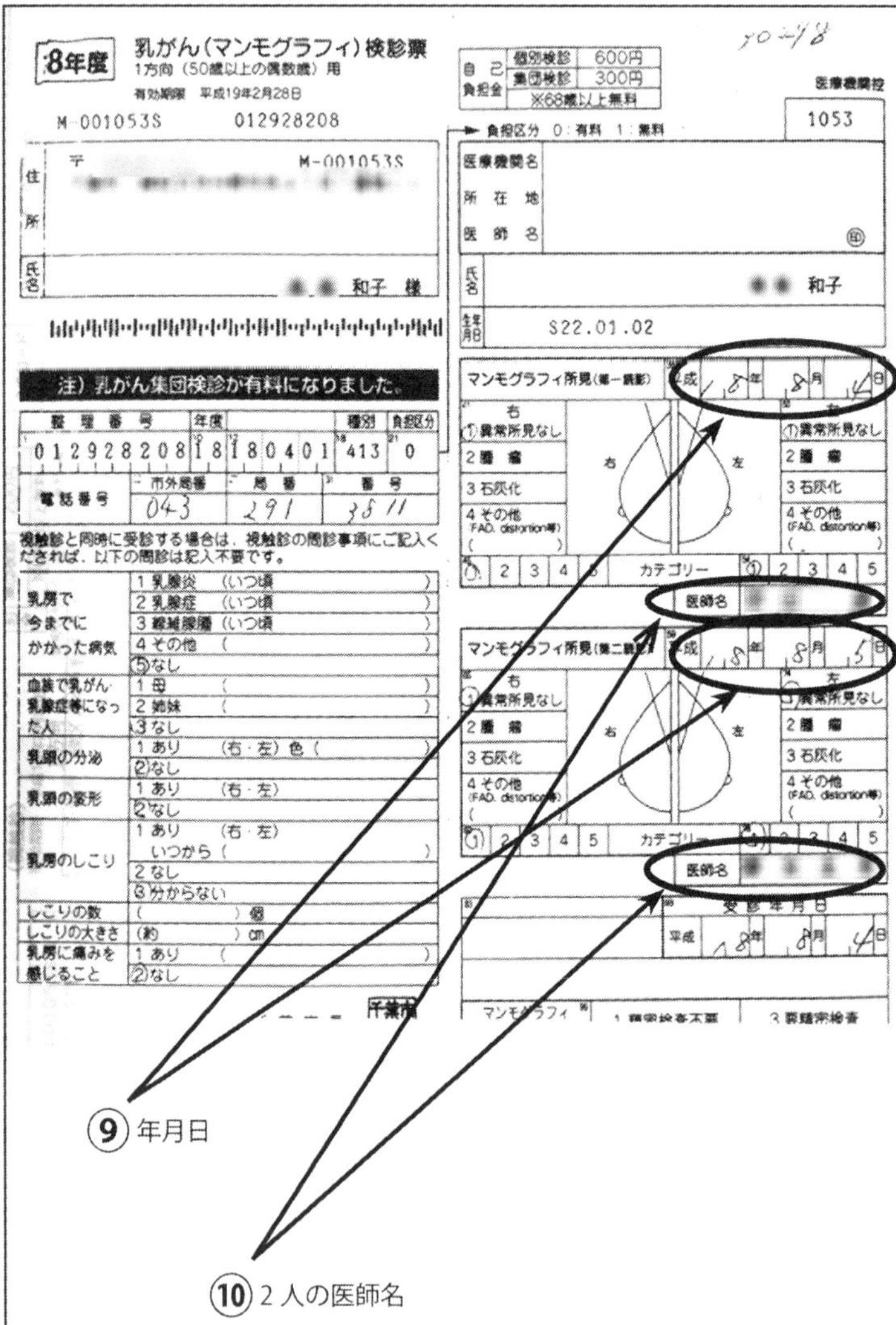

私達はこのようなクリニック、医師達がいるということを知っておかなくてはいけません。もちろん極少数であるということはよく承知しています。少数の医師ですが、そのような医療機関に当たる確率はあるのです。いつあなたが医療過誤の被害者になるかはわかりません。私達は重々気を付けなくてはいけません（参照：マンモグラフィ⑨⑩）。

㋺　**カルテによれば、NIPPLE陰影昨年より大きい、**となっています。

㋺の1．マンモグラフィの検査の前にはカルテを見ないのでしょうか。カルテを見て受診者の内容を把握した上で検査をするのではないでしょうか。それともこのクリニックでは受診者をもの扱いしてカルテも見ないで検査するような医療機関なのでしょうか。

㋺の2．カルテを見れば明確にＮＩＰＰＬＥ陰影昨年より大きいと記載されています。そのＮＩＰＰＬＥは昨年院長自身が見たＮＩＰＰＬＥです。昨年と比較して本当に大きくなっていたのでしょうか。

㋺の3．院長は「陰影が大きくなっている、もしかしたら私が昨年見た陰影はＮＩＰＰＬＥではなかったかも知れない」と疑問は感じなかったのでしょうか。こんなに露骨にカルテに書かれています。素人の私でさえ疑問を感じ深く究明しようと思います。

プロの専門医が2人共（マンモグラフィの検査は二日間に渡り、2人の検査医が検査をしています）異変を感じなかったのでしょうか。

㋺の4．カルテを見て疑問を感じ、レントゲン写真を取り寄せ、昨年のレントゲン写真と比較はしなかったのでしょうか。比較して確認し、原因をつかむことが院長としての当然の役割ではないでしょうか。一医師ではないのです。

何のためのカルテなのでしょうか。「前年度自分が見たNIPPLE陰影は……NIPPLEではなかった。自分の間違いだった」とピーンとくるのがプロの医師です。前年度のレントゲン写真と比較すればすぐにわかったことです。この時点で気が付いてくれていれば妻は助かったのです。問題意識もなく無責任なクリニックと医師達のおかげで妻は生還へのチャンスを2度も3度もつぶされました。

㋺の5．**考えにくいことですが、マンモグラフィ検査前に医師とあろうものが、カルテを見て「陰影昨年より大きいに気がつかないわけがありません」**。

レントゲンを取り寄せて比較するのは初歩中の初歩だと思います。初歩のレントゲン比較をしないはずもありません。**この医師達は気が付いていたのではないでしょうか。『今、異常陰影のことを話したらクリニックに傷が付く、私達の経歴にも傷が付く、ここは騒がないで黙っていよう、黙っていれば誰も気がつかない。時がくれば、死人に口無しとなる。受診者が気が付いたら対応しよう。気が付く可能性は低い』**と思ったりしたのではないでしょうか。このように考えると（カルテにこれだけ明確に記載されていて、何人もの医師が、カルテ記載後カルテを見ていますが、誰も異常陰影を指摘しないことは非情に不思議です）辻つまが合ってきます。**「無きにしも非ず」**です。

このような方法で気が付かないままに亡くなっていった医療過誤の被害者の方も多くいらっしゃるのではないでしょうか。私の妻も医療過誤に気が付かないまま死んでいった可能性は十分ありました。

◎医療過誤を起こす医療機関の共通要因

話はすこし飛びますが、平成26年に次ぎ次ぎと起きた医療過誤。「千葉県がんセンター」「東京女子医大病院」そして「群馬大学病院」に共通している要因は次のとおりです。

① 一病院で、10人を越す沢山の人が医療過誤で死亡している。
② 最初の医療過誤では発覚していない、異常死と届け出ていない。
③ 1年2年ではなく、複数年に渡って同じような医療過誤を起こし、死亡させている。
④ 複数年にわたって、大量の死亡事故を起こし、隠しようがなくなってから届け出ている。
⑤ 医療過誤を繰り返し起こす「リピーター医師」が存在している。

どう考えてもこれらの事故は26年新聞報道まで事故に医療関係者達が気が付いていなかったとは考えられません。もっともっと早い時点で気が付いていたはずです。患者を死亡させた医師は

間違いなく当初から気がついていました。医は一人ではできないので、共に協力したスタッフはわかっていたことです。

医療過誤を起こした医療関係者はこのクリニックの医師達と同じような考え方をしたのではないでしょうか。「病院に傷がつく」「自分の経歴に傷がつく」「医療過誤死の一件二件は事故の内に入らない」「昇進、昇給に影響する」「世間体が悪い」「患者が減る」「開業する時弊害になる」「院内での評価が下がる」「仲間へのメンツ」「ここは黙っていよう」「黙っていれば誰にもわからない」「スタッフにかん口令を敷いて、暗黙の圧力をかけて押さえてやろう」「遺族は素人だ、手術が失敗したかどうかは我々が話さない限りわからない」

亡くなった人はそうじゃないと話したくても死人に口なしです。その結果数年間、同じような医療過誤を起こし、死亡する患者が増え、隠すことができなくなって、漸く発覚した、ということではないでしょうか。

最初の時点で、異常死の届け出をしていたら1人の犠牲者で助かったものが、千葉県がんセンター9名、東京女子医大病院12名、群馬大学病院18名死亡ということになったと思います。

医療関係者には、一人前になるには一件や二件の医療過誤を起こしても当たり前、医療過誤で人を死亡させても黙っていれば外部にはわからない、正直に申告している医療機関はほとんどない、病院や自分の経歴に傷がつく等の潜在意識があるのでしょう。これは病院の規模大小は問わないようです。この意識をなくさない限り、医療過誤や医療事故はなくなりません。

ⓡの6．担当医から「NIPPLE陰影と思われますが、マンモグラフィの時よく見てください」と相談、報告はなかったのでしょうか。責任と自覚、相互に信頼関係があれば話があって当然のことだと思います。命を守る医師です。

それとも妻が院長に出した最後の手紙に書いていたように「医師の慢心と三人の医師がいるにもかかわらず（マンモグラフィの医師も含めると4人）おのおのが勝手に判断し、チームプレーに欠け、一人の患者をトータルに見る視点のなさです。私は早期発見、早期治療のためクリニックを受診したにもかかわらず、いやクリニックを受診したばかりに早期発見の機会を一度ならず二度まで奪われ早期治療の道を完全に絶たれてしまいました」

ということだったのでしょうか。

◎1年2カ月で3度の医療過誤

【1度目の見落とし】 2005年（平成17年）6月、第1回目基本検診。一人の医師が陰影を見つけましたが、相談を受けた院長の独断でNIPPLEと誤診されました。陰影見落としです。

【2度目の見落とし（実は見落としではなく陰影に気が付いていた）】２００６年（平成18年）6月。第2回目基本検診。右肺に異常陰影があることに気が付いていても、異常陰影があることを教えてくれませんでした。

【3度目の見落とし】２００６年8月、マンモグラフィ検査時。NIPPLE陰影昨年より大きい、とカルテに記載されています。しかしマンモグラフィにはその陰影がありません。では大きくなっている陰影とは何か、疑問を感じ調べるのが当たり前です。そしてそのことを妻に伝えるべきです。

医師法23条によれば、「診療をした時は本人に対し、療養の方法その他保健の向上に必要な事項の指導をしなければならない」とありますが妻には一切の報告、指導はありませんでした。２００５年6月から２００６年8月までのたった1年と2か月間に、なんと3度の命にかかわる医療過誤を、一人の受診者にしているのです。

妻は3回も助かるチャンスがあったのです。チャンスがあったにもかかわらず1回目は見落とし、2回目は意図的に陰影教えられず、3回目はいい加減な検査診断による見落とし、あるいは意図的に放置され、ことごとくチャンスは消え去りました。

医師の心、スタッフの心が通い合っていればすべて防げた事故です。被害者は妻だけではないと思います。こんなに短期間に何回も繰り返し重大事故を起こしているということはスタッフの心がバラバラになっていたと思います。おそらく水面下でかなりの事故を起こしていると思うのが自然の流れです。こわいのは、受診者が、自分が医療過誤にあったことに気が付かないことです。**事故原因を究明して対策を講じない限り同じような事故を起こす**と思います。院長の能力以上にクリニックの規模が大きくなりすぎ管理が行き届かなくなっているので医療過誤が起きたのです。

能力以上に患者を受け入れすぎていたと思います。仁術のクリニックを考えるなら規模の縮小を真剣に考えたほうがよいかと思っています。**安全第一です**。縮小しないとまた事故を起こし泣く人が増えるだけです。事故を起こすのは仁術の医師ではなく、算術の医師のほうが多く起こしていると思います。金もうけのために無理をしたりするからです。自分のためではなく、相手のことを考えてやっていれば事故はそう起きるものではありません。

◎クリニックと千葉市へ

私はこのクリニックと千葉市に対して、

一、過去３年分の基本健康診査の受診者のレントゲン写真の読影、チェックをお願いしました。必ず妻と同じような見落としや医療過誤を伝えていない人がいると思っていたからです。死の宣告を受ける前に救いたい一念で要望しました。

二、千葉市に事故調査特別委員会を設置し、真の事故原因の究明、再発防止策、公表を求めています。

この医療過誤は奥の深いものでありながら、医療界に於いては一般的な慣習になっていると思っているからです。私達が感じるほどの罪悪感は持っていないと思います。それが医療過誤がなくならない一因だと思っています。変な特権意識があるようです。

この医療過誤は前述しているように単なる医療過誤ではありません。奥が深くドロドロした見たくもないものが出てくる可能性が強い医療過誤と思っています。医療界や千葉市は「臭いものには蓋をする」、蓋をしたいのではないでしょうか。

論より証拠、千葉市はたんなる見落としとして事故調査特別委員会の設置を頑なに拒否しています。これらのことを明るみに出したくないのでしょう。明るみに出すことによって医学も進歩し、国民も安心して医療を受けられるようになるのです。

◎医者が医療過誤を起こした時、考えること

人間の価値は問題にぶつかった時に決まります。医療過誤を起こした時、正直に事実を開示して、人間として、できうる限りの善の対応をしようと努力なさる医師の方が大半です。ところが

極少数の医師の方は、医療過誤を起こすと、カルテ改ざんをしたり、証拠の隠滅をはかったり、自己保身に走ります。そのような輩は、次のような姑息な考えをします。

㋑ どうやったら、自分の身の安全を守ることができるのか。
㋺ どうやったら、この問題から逃げることができるのか。
㋩ どうやったら、この問題を隠し通すことができるのか。
㋥ 闇から闇に葬り去るにはどうしたらいいのか。
㋭ 他の患者、住民達に知られないようにするにはどうしたらいいのか。
㋬ どうやったら、医療過誤の被害者をごまかすことができるのか。
㋣ 病院が大変なことになる。失職するかもしれない、経歴に傷がつく、どう解決したらいいのか、昇進（昇給）に影響する。
㋠ 取り敢えず患者の怒りをやわらげて沈静化させよう。
㋷ 金で解決だ、それも最低限の補償でごまかしてしまえ。
㋦ カルテ等の改ざん、証拠の隠滅、不利になりそうなものは消してしまえ。
㋸ 関係者にかん口令だ、患者から問い合わせがあっても答えさせるな。
㋾ 医療過誤の被害者に影響力のある人間は誰だ、弱点は、捜せ。
㋻ マスコミに知られるな。

本来医者が考えなくてはいけないことは、被害を与えた被害者のことなのですが、私の遭遇したケースでは、残念ながら、被害者のことを考えるのではなく自分自身のことしか考えません。医療過誤を起こした大方の病院、医師がすべてそうだと言うわけではありません。しかし、新聞などの報道から分かる情報では、医療側は、どう取りつくろったら自分が有利になるのか、不利になるようなカルテは改ざん、証拠は無くせ、逃げよう、と考えているのではないかと疑ってしまうものばかりです。

医療過誤を起こした時の医療関係者の考えを知ることは重要なことです。誠意ある人だけが相手ではありません。医療過誤事件では、その誠意あると見えた人も豹変するのです。くれぐれも油断してはいけません。

私はカルテの改ざんと、一番大事な最初のレントゲン写真一枚を紛失（隠蔽）されました。同じ封筒の中に入っていたレントゲン写真が一枚だけ、それも狙ったように大事なレントゲン写真が無くなるというのは不思議なことです。しかし、医療側から「レントゲン写真を無くした」と言われたら、私達医療過誤の被害者はそれ以上追及できません。しかし今までのカルテ改ざん等の悪行を見ていますと、無くしたのではなく、陰影が明確に映っていたので都合が悪いと思い、処分したと考えるのが普通です。意図的に処分したのではないでしょうか。

◎改ざんは組織ぐるみと推測

カルテの改ざんや必要資料の処分、口裏合わせ等は（医療機関あげての）組織的な行動です。個人の単独でできることではありません。

カルテ改ざん等が発覚しにくいのは、個人の改ざんではなく、組織ぐるみの改ざんだからです。医療側の関係者すべてが改ざん等の事実を知った上で口裏を合わせます。閉鎖的な社会であり、内部では互いに悪口を言いあっていても、外部には決して漏らしません。外部よりの攻撃には非情に結束力が強く、口を割りません。もし漏らしたりしたらその人は職を失うことになります。縦社会ですから転職も難しくなります。

医療過誤の立証が難しいのはこのような縦社会の中の組織的犯罪であり、証拠類がすべて医療側にあって、しかも密室内の出来事だからです。それと絶対的に専門的な力は彼等が上だということです。

私の場合も最初から改ざんされたカルテを見せられて説明され、この先生は良心的な人だと思っていました。まさかカルテを改ざんするということ等考えもしませんでした。純真な心に傷を負っている医療過誤の被害者をだまそうとするのです。考えられない人達です。

平気でうそのカルテを作り、平然とうその説明をして人をだましていたのです。驚きました。最初からだますつもりでカルテを改ざんし、何回か練習した後に、拙宅へ状況説明をしにきたと思います。同席していた婦長もすべてを把握（カルテ改ざん等）した上で顔色ひとつ変えずに、というより後押しする感じで同席していたのです。かなりこのような医療過誤の場に、悪い意味で、慣れているなという感じも受けました。拙宅へ来る前にクリニックのスタッフ達と相談して口裏合わせをしたうえできたのでしょう。

婦長が会談の場に一緒にきたということは、医療過誤の状況も、カルテの改ざん等も十分把握しているということです。共犯ということです。このようにカルテの改ざんは単独ではありません。組織をあげての改ざんです（この時の会談時の会話は後で妻に聞かすということで了解の元録音しています。レントゲン3年分の読影依頼も録音済）。

うそ、ごまかし、ハッタリはいつかはばれます。ばれたらその人の信用信頼は一瞬の内に落ちていきます。「信用信頼築くは10年、失うのは一瞬」です。他人はだませても自分のことはだませません。自分に正直でいたいものです。

◎カルテ改ざんは犯罪です

カルテ改ざんしても許されるという雰囲気があるのではないでしょうか。カルテ改ざんは立派な犯罪です。真っ当な人間のやることではありません。

◎改ざんは医療過誤被害者をだますため

カルテ改ざんの目的は「善良な医療過誤の被害者をだますこと」です。「純真な人をだますためにカルテの改ざんをする」それ以外ありません。

人間としてのプライドがあれば改ざん等の人をだますような恥ずべき行為はやめるべきです。多くの人は生涯一度も人をだますことなく死んでいきます。人をだまして幸せになっても何の価値もありません。

カルテ改ざんは医療過誤の被害者に取って二重の裏切行為です。医療過誤で身体を殺され、カルテ改ざんで心を殺され、ズタズタになってあの世に行くことになるのです。

このようなことをした医療関係者は生涯心穏やかに暮らすことができなくなります。深い心の傷として残ります。夫として、妻として、父として、母として、子としてどこかで負い目をしょって生きていくことになります。カルテ改ざんは犯罪です。やめてください。

もし不幸にして医療過誤を起こした時は、真摯に取り組んでください。

◎消したくても消せない数々の疑問（医療編）

◇疑問の一――なぜ異常陰影に気が付いていて教えなかったのでしょうか

異常陰影があることを知りながら、その陰影の存在を妻に教えなかったら最悪の場合は妻は死にます。妻が死ぬことは医者である以上、よくわかっていたことです。素人ではありません。その医者がなぜ陰影があることを知りながら妻に教えなかったのか。異常陰影を放置すれば間違いなく、苦しみと共に死はやってきます。なぜこのように酷いことをクリニックはしたのでしょうか。いくら考えても考えても「犯罪人」としか考えられません。出来心ですむ問題ではありません。

◇疑問の二――医者は信頼できるのでしょうか

医者は陰影の存在がわかっていて、教えない医者はいないと断言します。私も妻が被害にあうまではそう思っていました。

ある医者に1年目と2年目のカルテを見せました。1年目のカルテを見て見落としてしまったな、そして2年目のカルテを見て、あっ、ここで気が付いたなと、私に説明してくれました。

そこで私が千葉市発行の受診記録票（異常なし）を見せましたら、絶句して何も言うことはできませんでした。このクリニック、この医師だけではなく、他にもいい加減な医療機関や医者は多いのではないでしょうか。また別の医者は「こんないい加減なことをしていたのか」とあきれ返っていました。

＊東京女子医大病院は、禁忌薬であることを教えず使用して、子ども、12名の尊い命を奪いま

した。

◇疑問の三――私達が異変に気がつかなかったら、医療者は途中で気が付いていても教えなかったのでしょうか

和子は問題意識があったから疑問を感じ、病院を尋ね抗議をしました。その後を継いで交渉を重ねた結果、異常陰影（がん）に気がついていたこと等を引き出すことができました。

もし私達が気が付かなかったらクリニックはこの異常陰影のことを知っていても、知らせずそのままにしていたのでしょうか。教えなかった確率は高いと思います。マンモグラフィの検査時点でわかっていたと思います。

検診日は6月12日です。和子が異変を感じクリニックに行ったのは10月です。この間**4か月、クリニックは異常陰影に気が付いていたにもかかわらず、私達に教えなかったのです。**私達が気が付かなかったら医療過誤はなかった。妻の死は自然死ということになっていたと思います。

生命にかかわる問題です。気が付いた時点で教えてください。このような事例も沢山あるのではないでしょうか。**要注意です。**

第8章　和子と母との往復書簡「死なないで」（平成19年9〜10月）

◎『末期がんの妻と、年老いた母親との往復書簡』

死の2か月前からの母親とのやり取りです。何拾年も字等書いたことがない農業をやっていた無学の母が必死になって誤字脱字に関係なく心で書いた文字、文章です。

和子はこのような無学な母が嫌で、一生懸命勉強して高校時代は英語で日本一になったりそれ相応の実績を残し同志社の英文を卒業して航空会社に入り世界を活躍の場としました。50歳でTOEICで898点を取った努力家でもありました。

無学の母と死を目前にして小さな子供に返った和子との心の往復書簡です。そこには医療過誤で被害にあい死んでいくものの恨み事等親子共々一切書かれていません。私には信じられないことでした。私にも恨みつらみは言いませんでした。それゆえ余計不びんでした。

妻から母への文面です。

＊

『何も親孝行ができず　ごめんなさい』

お母ちゃんへ。見舞金ありがとう。この歳になりまだ心配をかけ、悲しい。何も親孝行ができず、ごめんなさい。今は苦しい、息をするだけで一日が長く　早く楽になりたい。話すこともできない。

○○子へ（妹）　下記の物買ってきてくれるとありがたい。
① 下着3〜4枚　綿でお腹がかくれるくらい、深め
② 長袖の下着、2枚
③ ソックス、3〜4枚少し厚手

関空、羽田とも広いので航空会社に車椅子の手配をした方がよい。お母ちゃんを歩かすのはきつい。
来てくれても話すことも何もできず、よけいショックを与えるかもしれないが楽しみにしている。お母ちゃんのことよろしく頼む。

和子

『身体が水分不足でカサカサ　おばあさんみたい』

お母ちゃんへ
昨日やっと柿が着いた。ありがとう　前送ってもらったフリースのベスト　今、朝夕役立っている。ありがとう。

食事もあまり取れず、ヨーグルトや果物から水分をとっている。水、お茶も飲めない。体が水分不足でカサカサ、おばあさんみたい。自分でできるのはトイレに行くことと寝ることぐらい。お風呂も車椅子にすわり五郎（著者）に手伝って、もらってやっと入っている。でもお風呂に入ると体が温まるので毎日お願いしている。よく眠れる。

五郎は本当に私によくしてくれる。幸せです。はり薬の効果はよくわからない。体力が日一日と弱くなっていくのだから、あまり期待していない。

和子

『今は感謝の気持で一杯です』

柿ありがとう　夕食に食べ、意外とやわらかくおいしかった。今はあっさりしたくだものがおいしい。柿は大好物で　今のところ柿の味覚は残っていてうれしかった。

昨日あたりから、出来ないことばかりでなく少しでもできることを考え　前向きな気持が出てきて感謝している。体調は以前と同じであまりよくないが気持は良くなっている。

お母ちゃんと○○子（妹）にも世話をかけて申し訳ない。明日は大変涼しくなる様だから体に気をつけて。電話は疲れるから時々ファックスします。

和子

今は感謝の気持で一杯です。

『体もだんだん弱っている感じがして苦しい』

お母ちゃんへ
ここ数日、体に力が入らない。体もだんだん弱まっている感じがして苦しい。
○○子にお願いして
①　毛糸で前あきの少し肩まであるベスト
②　はきやすい　あたたかいジャージ　又は綿のズボン　あまり厚手ははきにくい。
③　足のないタイツ　３〜４枚
足湯の時、ぬぐ必要がないから、かかとでとめられるようになっている。

悪いけど　急に寒くなりすぐ必要なのでなるべき早く送って。
五郎だと言ってもピンとこなくて、思うものが買えないし、何も自分で衣類箱からさがす元気もない。
○○ちゃんの住所教えて下さい。

和子

『お母ちゃんとこうしてファックス通信ができてうれしい。電話だと話すのが苦しいし、すぐ涙が出てきてしまう』

お母ちゃんへ
○○ちゃんに頼んでくれてありがとう。柿少しでいいです。ついでにやはり寝間着とショーツの上にはく綿の脚のももが3分の1ぐらいかくれるパンツを、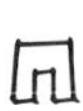（こんな感じ）2枚ぐらい送ってほしい。今はまだどこにしまったかわからず取り出すことができない。タイツはすぐ近くにあるから大丈夫。世話をかけて申し分けない。
日曜日に○○（息子）がきてくれる　子供のエコー写真をもってきてくれるのを楽しみにしている。もう2000gになっているらしい。

お母ちゃんとこうしてファックス通信ができてうれしい。電話だと話すのが苦しいし、咳が出たら話せないしすぐ涙が出てきてしまう。こうして手紙を書いていると、自分の思いがいっぱい書けてうれしい。
お母ちゃんは字を書くのが大変だから一行、二行でもいいよ。足がむくみ、ソックスのあとがくっきり残り、きついソックスははけない。体に気を付けて○○子によろしく。

和子

＊

（初孫が誕生したのは11月21日、和子が亡くなったのは11月2日。楽しみにしていた初孫と会うこともできなかった）

＊

老いた母から和子への文面です。原文を極力そのままにしました）

『苦しいのに多くさん書いてくれて、泣きながら読みました』

和子へ。お手紙ありがとう　○○子に多くさんのおこずかいありがとう。苦しいのに多くさん書いてくれて泣きながら読みました。それから和子に（京都のかつらり宮　おとうさんとつれて貰ったら本當わすれられない。
そして（マカオ）にいた時に東京へくる様にと言ってくれ又お父さんも行き、和子と3人でひろいへやでたのしくあそんだこともわすれられません。京都の平安神宮も和子につれてもらい、しゃしんを取って内に有ります。

うれしかった　それから（ねまき）寒くなったらかわきにくいか、又2、3枚入用とちがうか。

母より。入用でしたら（フワックス）して下さい。

『苦しいけど　がんばってね』

和子へ
柿お送ります。食べて下さい。ねき着も入用でしたら言って下さい。上へ着る物も入用でしたら言って下さい。ほかの物も入用でしたら（フワックツ）してね。11月のかりにみかんも入るから送るね。もう大分甘いと思ふ。苦しいけどがんばってね（てんてき）してもらって少しでもらくに生活できる様にお祈りします。母より
みかんも食べたいなと思ったら（フワックス）下さい。待ってます。

＊

（和子は　みかんを食べることなく旅立って行った）

◎妻から夫へ（和子の私に対してのメモ書）

妻から夫である家事に慣れない私に当てられた必死の思いがこもった抗議のメモです。

＊

『五郎は効率的に動いていない』

『自分じゃ働いているつもりでも1／2〜1／3にへらせる。忙しい忙しい。自由時間がない。ゆっくりしたいばかり言っている』

・○○○○ファーマーシーは今日、はり薬もってきてくれる？　ファーマーシーに私が心配だから（心配性）ＴＥＬＬしてと頼んでいると言っていて信頼してるけど。

・ガーゼは下の流しに置きぱなしにしないですぐ洗って　しっかり絞って干す。五郎の為もちろん私の気持ちもずっとよい。

・五郎は効率的に動いていない。

今だって水をもってきたら、流しへ行く場合、テーブルのいらない食器、ゴミに目くばりする。

・もうベッドへ行くよ、じゃまだから。洗い物終ったら、○○へファックス流してゆっくりして30分ぐらいできるでしょう。

・ゴミすてなんて10分あれば十分。
・おフロは少し遅くても大丈夫。
　9時ごろから洗えばよい。

＊

和子のメモ書き（前ページ）。やられぱなし。こきつかわれている。10月23日、五郎ＦＡＸ息子へ。

◎わずか10日後、和子は亡くなった

がん患者の死はいきなりやって来ます。 全く予期しない内に、まだ元気だから大丈夫だろう、介護はこれから長丁場だから自分のペースでやろうと思っていたら大間違いでした。気を付けたほうがいいです。末期になったらその日その日を大切に大事にして、本当に悔いのないよう、あなたの大事な人に尽くしてあげることです。1年2年の単位ではありません。精々月の単位です。もしかしたら日の単位です。1年も2年もの長期間すべてを集中してやるのは難しいが、数ヶ月あるいは数日で死ぬことがわかっているならすべてをなげうってできます。

なんでこの時、和子にこのような思いをいだかせてしまったのか、まさか10日後に死ぬなんて思いもよらなかったからです。わかっていたら絶対こんな思いはいだかせませんでした。この時点ではまだまだ和子への甘えがありました。和子に対しての甘え、ふざけ、たわむれが原因でし

た。

悔やんでも悔やみきれません。私の二の舞は踏んで欲しくはありません。10日前にはまだ頭もしっかりしていて（少しは弱っていたが）字も書けた、歩けた、話せた、腹も立てた、すこしの食事もできた、物も見えた、聞こえた、にくまれ口も言うことができていた。それがわずか10日後には目も見えない。耳も聞こえない。話すこともできない。身体を動かすこともできない。息をすることもできない。和子が一番好きだった考えることもできなくなってしまったのです。末期になったらいつ死んでもおかしくはありません。いつ永遠に別れてもいいように心構えをしてすこしでも快適に過ごせるようできる限りの事をしてあげることです。それが悔いを残さない唯一の方法かと思います。——五郎——

第9章　刑事事件への道（平成19年秋～22年春）

医療過誤を起こしたクリニックにレントゲンチェックの依頼をしましたが動いている様子はありません。千葉市も一向に事故調査特別委員会を開こうとする気配はありません。この医療過誤は妻だけではなく、他にも必ず被害者はいます。

死刑宣告を受ける前に救ってあげなくてはいけません。地域住民の危機であると思い、千葉市に必死になってお願いしましたが、驚くべきことに反応はなく、無視一辺倒を貫くようでした。千葉市も医療過誤のクリニックも無反応で誠意の一カケラもありません。この連中を相手にしていたら助かる命も助からなくなります。やる気は全く無いことがわかりました。ことは一刻を争う命にかかわることです。

◎その1——医療過誤の刑事事件は99％受理されず

医療過誤事件として警察に被害届を出しても相手にされない、ということは本で読んだり人伝に聞いたりしていました。被害届を出しても捜査に着手してもらうことは至難の技です。

しかし近隣住民を救い、千葉市に事故調査特別委員会を設置させるには何としても警察にわかっていただき捜査に着手してもらわなくてはいけません。そうしなければ妻と同様の方達を救うことはできないのです。妻の死を活かす。絶対に無駄死はさせないと決意しました。

それと無知なる素人の弱みに付け込んでだんまりを決め込むクリニックと千葉市を許すことができませんでした。ここで私が泣き寝入りをしてしまったら、彼等は図に乗って、第二、第三の被害者が出た時に同じようなことをします。住民や医療過誤の被害者を甘くみるようになります。後世の人のためにも初志貫徹せざるをえません。なんとしてでもわかっていただき捜査に着手してもらおう、思い切りぶつかってみようと決心しました。

◎その2――壁は厚かった

案の定、警察の壁は厚く高かったです。何にもわからないまま飛び込んで捜査一課（殺人、強盗、傷害等）を紹介され担当者と会いました。担当者と話はしますが手ごたえはありませんでした。この段階ではどうやったらいいのか、何を話したらいいのかさえわかりませんでした。しかし、あきらめる気持は全然ありませんでした。まずぶつかってみて感触をつかんで、どうやったらいいのか、それをつかむための初回訪問でした。

私には法律の知識はなく、個人ではやはり難しいのか。弁護士を捜して同伴しないと受理されないのかと思い、「わかりました弁護士同伴でまた来ます。ありがとうございました」と挨拶しましたら、「奥田さん弁護士を連れていらしても奥田さんが一人でいらしても私達の答はかわりません」「弁護士だったら受理、個人だったら不受理。それだったら不公平じゃないですか。そんなことはありません」と担当の○○部長が言いました。私はそれを聞いて、粋な人だ、警察官にもこんな人がいるんだと驚きと同時に、すこしあわてて、「いやそうではなく、私は法律に詳しくなく、法的に何か方法があるのではないかと思っての発言です。失礼しました」と謝罪しました。心にここちよい風が入りました。

◎その3――鬼の顔した心優しい刑事さん

私はこの時、この刑事さんは顔も身体もごついが心優しい良心的な人だ、公平にものを見られる人だ、と見てとりました。警察官は杓子定規の融通のきかない人間をイメージしていただけに私に取っては意外でした。この後、担当してくださったキャップの○○係長、そしてかつて○○係長の上司であった、いぶし銀のような○○係長とすべて魅力あふれる刑事さんでした。

医療過誤で被害を警察に訴えても99％受理されないということは、被害の重要性、切迫感を警察官に伝えることが弱いからだと思います。自分の思いを相手に伝えることができなければ、相

手の人は動きたくても動くことはできません。

相手の人にわかってもらえるまで熱心に熱意を込めて、わかりやすく何時間でも何回も繰り返し語ることかと思います。それもただ話すだけではなく、道具（資料、写真等）を使って視覚（目）に訴えて、話をしたほうが相手の人にはわかりやすく、納得してくれます。

◎その4――鉄格子の中での話し合い

私は○○部長と間隔を空けずに、手紙を出して窮状を訴えたり、何回も訪問して鉄格子の入った取調室で話をしました。悪いことをして警察につかまったらこのような所で尋問をされるのだと思いながら話をしていました。

間隔を空けなかったのは刑事さんの気持ちを冷やしたくなかったのです。折角親身になって話を聞いていただいても、会う間隔が空きすぎたら、刑事さんの熱意が消えてしまいます。私にできることは何回も何回も訪問し、熱意を込めて地域住民の危険性を訴えることです。今地域住民を救うことができるのは警察しかないと繰り返し訴えました。

カルテと受診記録票の違い、口頭での虚偽報告、マンモグラフィと基本検診は別、手紙等々、これは犯罪に近いものだということを繰り返し繰り返し熱意を込めて断言しました。数か月何回か訪問した頃から少しずつ私と○○部長の距離が近くなってきたような感じがしてきました。○

○部長も医に関しては素人、私も素人です。しかし徐々にいろいろなことが読めるようになってきました。真剣にやっていると今まで見えなかったものが見えてくるようになってくるものです。

妻の医療過誤に関しては一番詳しく、誰よりも良くわかっているのは医者でもない、行政でもない、刑事さんでもない、配偶者の私です。私がどこの誰よりもわかっているのです。もし私があきらめてしまったらこの話は永遠になくなります。妻のためにも決してあきらめることはできません。刑事さんにわかってもらえるまで、わかりやすい言葉で何回も何回も繰り返して話すことが必要なのです。正義は我にありです。

医療過誤の99％が受理されないということは、医療過誤の被害者である私達や弁護士の熱意が不足しているのも一因です。または怒りに任せて感情をそのままぶつけるせいもあります。また、1回2回の訪問で受理されるはずはありません。何回もの訪問が必要です。また、何回も訪問ができるということは可能性があるということです。

何回訪問しても受理されなかったら、理由を教えてもらったらいいと思います。「なぜ受理していただけないのですか。問題を教えてください。なぜ駄目なのですか」。その答に納得できればお礼を言って引き下がればよいと思います。

納得できなければ、新しい資料を用意して再度訪問してわかりやすく、刑事さんが納得するまで話せばよいと思います。ビジネスの世界でも1回2回の商談で契約が取れることはまれです。

医療過誤は多くの人にとって初めての体験です。1回2回でうまくいくことは決してない、ビジネスの世界と同じだと言い聞かせていました。

被害届が受理されない問題がわかったら、勉強してまたぶつかることです。自分の目的が達成するまで問題は何か、その問題を解決するのにはどうしたらいいか、どうやったら受理してもらえるのかを常に考え繰り返しました。

◎その5――被害届受理、捜査

私は何回も何回も訪問し熱意を込めて話しました。ようやく、被害届を受理してもらうことができました。必死の思いでした。これで近所の人を助けることができると思いました。期間は6か月以上、訪問した回数は20回はくだりません。1回当たりの訪問時間は約2時間。一生懸命集中して話し、ようやくわかってもらえました。これですこしは和子に顔向けができる。和子も浮かばれるだろうと思い、私もほっとして肩の荷が降りたようでした。

被害届が受理されたということは、この医療過誤が悪質であったということにつながります。それを証明できたのが良かったです。大きな無形の財産になりました。

被害届が受理され、これから捜査という時○○部長は異動になりました。異動になる際、**『私は異動になるので、これからはうちのキャップに相談してください。良い人です。私が尊敬して**

いる方です。私と同じようになんでも言ってください。キャップが後押ししてくれたので受理することができたのです』と挨拶してくれました。

医師、弁護士、行政と違って、流石（さすが）警察官、人間としての基本ができていて礼儀正しい人と感心しました。

キャップは○○係長、とっても優しそうで温厚そうな情のある方でした。しかしながら、この方は相手によっては泣く子も黙る鬼刑事になりそうだ、やわらかそうでいてきついぞ、と感じさせる雰囲気を持っていました。○○部長は外観は鬼。○○係長の外観は仏。良い人材が沢山いました。**○○警察署捜査一課。人生意気に感ず、感謝しています。**

捜査を担当してくださった方は、キャップのかつての上司で、本当に鍛えられた〝いぶし銀〟のような○○係長でした。いろいろとエピソードが多く、部下に慕われている方でした。仏のキャップは、今では同じ係長で同格なのですが、この方の前に出ると今でも緊張して、時には直立不動でていねい語で話をしていました。いぶし銀の係長は「もう止めろよ」とてれくさそうに言っていました。**他では見ることができない師弟関係、うらやましく思いました。**

刑事さん達は本当に一生懸命やってくれましたが、訴追にまでは至りませんでした。「もしこれが基本健康診査ではなく人間ドックでの診断であったら刑事事件として訴追しました」との言葉が本部の刑事さんからありました。ということは基本健康診査の診断はいい加減でも許されるのでしょうか。人間ドックでの診察の方がより正確で精密であり診察結果に厳しい答が求められるようです。そう推察します。後日医療関係者に確認したらそのとおりと言われました。一例としてあげてくれたのが心電図でした。基本検診では10分位で判定しますが本当は24時間でないと正確な診断はできないそうです。

捜査内容等についてはお話ししたいのですが現役の刑事さん達のことゆえ話すことは残念ですが控えます。通常の事件と違って担当難行したのではないかと思われます。やればやるほど泥沼の中に入り込んでいったのではないでしょうか。

私の体験ですが、知り合いの医者に第1回目のレントゲン写真を見せ、意見を聞くと、「これは医者の能力不足だ。読影能力がない。この時点で見つけなくてはいけない」と断言します。そこで私は警察あるいは裁判で証言してくれますかとお願いすると、「それはできない。そんなことをしたら私はこの世界（医療界）で生きていくことはできない」と即刻拒否されました。それも一人や二人ではありません。親戚筋のものからは医療関係者の家族が協力したらこの世界で生きていくことができない、バカなことを言うなと、かなり強く怒りを含んだ声で断りが入りました。

黒であることは明白ではあるが、それを立証することの難しさ……それがこの医療過誤事件です。

第10章　千葉市に医療ADRを求めるが千葉市は参加を拒否する（平成22年秋）

◎なぜ民事裁判ではなく　ADRを選択したのか

私がADRのことを知ったのは、**依頼した石井弁護士**から「奥田さん、奥田さんの要望を満たすには民事裁判では満たすことができません。民事裁判は金銭だけの争いです。お金の問題だけで奥田さんの望んでいる事故調査特別委員会の設置、事故の真相究明、再発防止策、公表等はできません」、「奥田さんはお金の問題ではないと言っているのですから裁判ではなくADRが最適かと思います」「ADRだったら奥田さんの望んでいることを実現させることもできます」と何回もさとされました。

私は民事訴訟で金銭だけでなく、事故の原因究明、二度と同じような事故を起こさないための再発防止策を構築させることができると思っていたので、徹底的にやるつもりでした。それだけにこの言葉は意外でした。しかも、裁判と比べて日数も短く手軽にできるのも魅力でした。

今まで張り詰めていた気持ちがとっても楽になりました。なんだこんな簡単にできることなんだ、なんでもっと早くやらなかったのだろう、とっても遠い道を通ってきたような気がしました。今まで接触した弁護士達は誰もこのADRの方法を教えてくれませんでした。

今考えるとこのADRはお金にならなかったから教えなかったのでしょう。弁護士の利益にはあまりならないのです。弁護士が得ることのできる報酬は非常に少ないと感じました。

なぜかというとこのADRの弁護士に払った成功報酬は、初回途中で止めてしまった弁護士の着手金の半分より少ない金額でした。又交渉してきた多くの弁護士達が提示した金額よりはるかに少ない報酬です。

費用は少ない、日数は短い、それでいて要望を満たすことができるとわかれば答は決まっています。

弁護士の説明を受け賛同し、和子の死を生かすには、このADRで事故調査特別委員会の設置を要望し、事故原因を究明させて二度と起こらないように再発防止策を構築させることが肝要だと考えました。もしADRで自分の思うような答が出なかった時は和解せずに、それから裁判に取りかかればいいのであって、なにもADRが最終ではありません。

けんか（裁判）の前に、話し合い（ADR）をして問題解決できれば和解する。問題解決できなければ、したくはないがけんか（裁判）すればよいと思いました。

あまりむずかしく考えることはありません。たとえＡＤＲでうまくいかなくても、失うものは少しのお金だけです。得ることのできるものは、相手の手の内や人間性です。また次の戦略を考案することができるのでメリットの方が大きいのが、ＡＤＲです。

話し合いをしないで、いきなり問答無用でけんかをするのは教養のない野蛮人のすることであって、人間を疑われます。

このように考え、私は東京弁護士会の医療ＡＤＲへ申し立てをしました。

◎東京弁護士会より千葉市にＡＤＲの申し立て

私はこの問題（千葉市基本健診で肺がん教えず妻死亡）の解決を求めて、裁判ではなく穏やかに話し合って、真相の究明、再発防止策を検討するために、医療ＡＤＲを要望しました。

ＡＤＲとは、「裁判外の紛争解決」のことです。依頼した東京弁護士会が千葉市と医療法人に「ＡＤＲに参加して話し合いをしましょう」との申立書を送りました。

監督官庁でもあり当事者でもある千葉市（行政）がこの席に着くということを疑いもしませんでした。このＡＤＲですべてが解決するものと思っていました。これで和子の死を生かすことができると、ようやく肩の荷が軽くなる思いでした。

誰が行政である千葉市がＡＤＲに応じない等と考えることができるでしょうか。ところが……。

◎前代未聞、千葉市（行政）がＡＤＲの参加を拒否しました

ところが、千葉市はＡＤＲに応じなかったのです。これには担当のＡＤＲの弁護士達全員が驚いていました。医療法人が拒否するならわかるが、行政である千葉市がＡＤＲを拒否して参加しない。「こんなことがあるのか」とひとしきり噂になっていました。

「千葉市が実施した基本健康診査で死亡事故」があったのです。その責任の大半は当然千葉市にあると考えるのは私だけでしょうか。

医療過誤があり人が死亡しました。死亡した人間を生き返らすこと等、どんなに望んでもできることではありません。できることは、なぜこのような医療過誤が起こったのか、その真相を究明し、再発防止策を立て、世間に公表し、二度と同じような事故を起こさせないことです。

そのためにはどうしたらいいでしょうか。関係者一同が集まって後世のため、一番良い方法を考えて実行しましょう。という場所がＡＤＲです。

そのＡＤＲを千葉市は拒否したのです。何を考えているのでしょうか。千葉市はＡＤＲではなく裁判を望んでいて、「千葉市が実施した基本健康診査で医療過誤により死亡したのは当人の責任で、実施主体である千葉市には責任がない」と裁判で主張したかったのでしょうか。それ以外、

裁判外紛争解決のＡＤＲを拒否する理由は見つかりません。

すこしでも誠意があれば、東京弁護士会紛争解決センターのあっせん申立を受諾したはずです。

※老人事業契約書23条3項には、**「乙又は丙が損害賠償等の訴えを提起された場合は、千葉市は訴訟等の参加によって当該乙又は丙に全面的に協力するものとする」**とあります。

ＡＤＲに参加するよう条項の中に明確に記載されています。ところが千葉市はＡＤＲの参加を拒否しました。

何のための契約なのでしょうか。良識ある国民の感覚は、契約とは守るためにある、契約書に明記されていることは遵守しなくてはいけないと思っています。

行政とは率先して契約を守り、一般国民の模範になるべきものではないでしょうか。ところが千葉市は率先して契約を破っています。

ここまで契約を守らない千葉市は、契約を重視する国際社会の中で通用するのでしょうか。恥ずかしい限りです。

◎相手方（医療法人）弁護士からの答弁書

相手方からの答弁書は次のとおりです。

＊

東京弁護士会紛争解決センター御中

第1　応諾にあたって

1、本件あっせん申立事件は千葉市も相手方とするものであったが、千葉市は応諾しなかった。相手方医療法人社団○○会（以下、「相手方」という）としては、本件は千葉市と相手方とが一体となって**（千葉市と社団法人千葉医師会との契約では、寧ろ千葉市の責任において）**行うことであると思料するが、従来の経過を踏まえて相手方だけでも応諾することとした。

2、従って、申立人等の要望項目については相手方のみでは対応できない。以下略

＊

相手方でも「この申立事件の責任は寧ろ千葉市の責任において行うことであると思料するが」と書かれています。

申立人（医療過誤で死亡した女性の夫である私）も相手方（医療法人）も、責任は千葉市にあると考えているのは一緒です。

千葉市はなぜADRを拒否したのでしょうか。よっぽど事故調査特別委員会を設置したくない

ようです。それとも、参加することによって都合の悪いことが出てくるからでしょうか。やましい所があるのでしょうか。市民の一人としてさみしい思いをしました。

本来なら、千葉市が率先して双方の和解の場を作り、紛争を解決しなければいけないのです。それが検診を実施した行政、千葉市の責任です。千葉市は行政としての役割を果たしていません。紛争の解決ではなく争いを求めているとしか考えられません。

◎要望項目

ＡＤＲに提出した要望は次の通りです。特に①が主要望です。これを実現させるために今までやってきました。

＊

① 相手方らは、本件につき、事故調査特別委員会を設置し、事故原因を究明し、医療過誤被害者家族（申立人ら）の思いをふまえた再発防止策を講じられたい。

② 肺がん検診は十分な精度管理の下で予防効果があると考えられている。（甲Ｂ12〜14）そこで、相手方千葉市において、検診実施機関における精度管理のあり方を再検討されたい。

③ 対策型検診（住民検診型）と任意型検診（人間ドック型）とではその制度目的が異なるところ、住民にはその趣旨が徹底されていない。

そこで、相手方千葉市において住民検診事業を進めるにあたっては、その趣旨を住民に周知されたい。

④　相手方千葉市において、検診における見落とし事案の収集に努め、その情報を検診実施医療機関で共有するための制度を構築されたい。

＊

以上４つの要望を出しました。読んでいただいてわかるように、医療側に対しての要望ではなく、千葉市に対しての要望です。**千葉市はこれらの要望を嫌い、特に①の「事故調査特別委員会の設置」を拒否したのです。それだけこの医療過誤事件は特異なものだったのです。**

未必の故意、これを明かされることは千葉市、医療法人共に大きな痛手になると思います。ある医者の一人は「こんなことをやっていたのか」とあきれ返っていました。

ＮＨＫ取材班が執筆した『病院ビジネスの闇』の中に次のような一文があります。「明確な殺意がなくとも、その行為をすれば当然相手が死ぬと認識しながらやってしまった場合、殺人とすることができる。」『未必の故意』だ。

ここまで思いたくはありませんが、異常陰影を放置すればどうなるのかが一番良くわかっている医者と千葉市が異常陰影（がん）を教えなかったのです。

この医療事件の隠された真相は驚くものかと存じます。まさか、こんなことがあるのか、何を信じたらいいのか、と思われるかもしれません。

妻の医療過誤のことを知っている近所の主婦の方は「基本健康診査を受けて、何の異常もなかったけど、奥田さんの奥さんのことがあるから本当に大丈夫かしら心配だわ」、「基本健診で奥さんにがんがあることがわかっていて医者は教えなかったのでしょう。ひどいわね」、「千葉市基本健康診査　受診記録票も異常なしだったのでしょう」、「本当こわいわ。まだまだ若かったのにお亡くなりになって」と不安そうに話していました。

皆さんの不安を煽るわけではありませんが、特異な医療事件だけに隠すのではなく、明るみに出さなくてはいけません。明るみに出して二度と起こさないための再発防止策を考え実行することです、原因を究明して再発防止策を取らない限り、私たちは安心して医療を受けることができなくなります。

千葉市は今からでも遅くはありません。事故調査特別委員会を開いて、どこまで真相に近づくことができるのか、行政（千葉市）としての責任を遂行してください。

◎第三者に口外しないことを求めてきたが明確に拒否する

和解の条件として、この件に関して第三者へ医療法人は口外しないことを求めてきました。私は当初から弁護士へ、事故調査特別委員会の設置、公表、本の出版、広報活動等を話していて、これが認められない場合は、和解はしないと伝えておりました。

弁護士からは、「もし裁判になった場合、負けるかもしれません。賠償金も今よりさらに低いゼロの金額になる可能性もあります。それでもいいですか」と何回も念を押されました。

私は「特筆すべきこと」で前述しましたが、「妻が亡くなっても知らぬ存ぜぬ。完全無視であって泣き寝入りを待つ戦法のようだ。この人たちは相当慣れている常習犯だと確信し、許すわけにはいかない、徹底してやろう」と思いました。この気持ちは今でも変わっていません。

それで私は「結構です。金が目的ではありません。口外しないことが和解条件なら和解はしません」と伝えました。

ＡＤＲの場でＡＤＲの３人の弁護士の方達へも「金が目的であったら当初提示された３５００万円の金額で和解していました」とお伝えしました。

予想どおり医療法人は医療過誤を認めましたので、私は次の手のことを考え、和解をすることにしました。**基本健康診査を実施した契約者の片方が医療過誤と認めたわけです。そのために、千葉市は老人事業契約書21条を順守して「事故調査特別委員会を設置」しなくてはなりません。**

私は千葉市が、あれは医療過誤ではなかった、と主張するのを恐れていました。なにしろＡＤＲを拒否するような常識では考えられない組織です。でももう一安心です。

千葉市はＡＤＲは拒否しましたが、まさか自分達で作成した「老人事業契約書」は否定することはできないはずと思いました。

◎2300万円の減額

私は1200万円で和解しました。この金額は和子の治療費（自主診療、副作用の少ない免疫等）に毛の生えた程度のものでした。でもこれで肩の荷が降り、千葉市（行政）にどうやったら事故調査特別委員会を開かすことができるかに専念できるようになりました。2300万円の減額でそれ以上に貴重な武器を手に入れることができたのです。

ちなみに、3500万円が1200万円になったのは、「この事件を私が刑事事件としたこと、行政（千葉市）へ話したこと、厚労省、保健所等考えられる所に訴えたこと、それによって医療法人が迷惑をこうむった。ゆえにそのペナルティとして減額である」ということでしょう。この1200万円の金額は、相手方のかけひきです。この手に乗らず粘って交渉すれば金額は増えたかと思います。金、金だけで心のない人を相手にするのは精神衛生上良くないと思い、交渉することなく手を打ちました。3500万円―1200万円＝2300万円の減額で、無形の武器を得たわけです。

私の心の中では、これからこの無形の武器を活用してどのように真相を糾明していくか、真剣に考えていました。千葉市がADRを拒否したのも一つの武器です。

※交通事故においては、死亡事故の金額は、第三者に口外しようがしまいが一定ですが、医療事故の場合は減額となります。おかしな話です。これからの医療過誤の被害者のため、改善の必要があります。

◎医療過誤の被害者の方へ

私が一連の過程の中から得た役立つと思われる知識を皆様方に発信したく思います。

2300万円の減額を逆に考えれば、医療過誤を起こした時「第三者に話をしない」「口外しない」時の相場は2300万円以上ということがいえるのではないでしょうか。

日本ではトップクラスの名も力もある弁護士は、私の事案を見て聞いて、誰にも話さないということを条件にすれば、5000万円まで出すだろうと言っていました。「私は本を出版しますし、公にして警鐘を与えるつもりでいます。妻の死を無駄にはしません」と話すと、「それでは駄目だな、出さないよ」と言ってました。参考にしてください。

このこと（5000万円）から、弁護士の力量によって、同じ医療過誤でも損害賠償金は3000万〜5000万円の幅があるということが言えます。この幅は医療法人ではなく保険会社が持っていると思います。でも鍵を握っているのは、当事者である医療法人です。

これは、私の経験・体験からの推測です。

第11章　簡単ではなかった請願の道（平成23年冬〜）

請願をして、市議会で医療過誤問題を議題に取り上げて議論すれば、間違いなく事故調査委員会を設置させることができると考えていました。また、議会で議論すれば報道されます。公表ということです。

「千葉市基本健康診査で医療過誤　老人保険事業契約書順守せず　原因不明　早急に順守するよう是正勧告」と記録に残るものと思っていました。

ところが請願はそんな簡単なものではありませんでした。医療過誤の被害にあった時、請願も選択肢のひとつになります。私はうまくいきませんでしたが、どのようにしたかを述べてみます。参考にしてください。

◎請願って何

請願という方法があることは弁護士から聞いていました。請願さえすれば、私の問題は「契約書に書かれていることを契約書どおり守ってやってください」という簡単な問題です。間違いなく正義であり、契約を守るのは良識ある人間として当たり前のことなので、請願さえすれば、すべてが解決されるものと思っていました。それでわざわざ和解条件の中に請願を入れました。

請願をどこの政党にお願いするか迷っていた時、私の友人の奥さんから「奥田さん、福祉をスローガンにしている私が信頼している政党に任せて」と声がかかりました。他府県在住の方でしたが、医療関係者で私の孤軍奮闘を見かねてくれたのでしょう。そこの地域の議員に声をかけてくれることになりました。

友人の奥さんは、その政党の母体組織では力のある人でした。ところがお願いした議員からは1か月経っても2か月経っても何の返事もありませんでした。私と友人は2週間位経ったころから、この議員は口先だけで駄目だなと話していましたが、奥さんの熱を冷ますのにちょうどよいと思って黙って見ていました。

人間がしっかりしていて、力のある人は頼まれたらすぐ行動に移します。力がなくて口先だけでいい加減な人は口は動きますが足は動きません。どの業界でもいい加減な人はいるものです。この議員は典型的な口だけの行動力のない人でした。立派なスローガンを掲げている政党の議員にも、このような方がいるのだとあきれました。せっかくの党のイメージをこわします。

半年位経ったころ、その奥さんから手紙がきました。

「奥田さんのことを千葉市議会議員○○さんによく話してくれたそうで、○○議員が奥田さんと話したいとおっしゃっています。直接奥田さんが議員に連絡をしても事情がわかるようになっているとのことです」

早速、私はその手紙を真に受けて千葉市○○議員と接触し請願のお願いをしました。まず今までの経緯を話しましたが、話をしていても話がかみあいません。千葉市議は他府県の市議から何の話も聞いておらず初耳だったようでした。私はもう既に半年は経っておりましたし、手紙の内容からもうすっかり根回しができている（請願ＯＫ）と思って話をしていましたので、全く通じなかったようです。

請願の紹介議員は一市議の判断ではできず党の会議にかけなくてはいけないとのことでした。ところがそのA党では紹介議員にはなれないとの決定がくだされました。その時には既に友人の奥さんにお願いしてから10か月の月日が過ぎていたのです。

また振り出しからです。

私は千葉市に住んで20年位になっていましたが、仕事は千葉市内ではなく全国を飛び歩いていてホテル暮らしが多かったので、千葉市内に知人は数えるほどしかいませんでした。無宗教無政党で政治家の知人等一人もいません。困りました。そこで思い出したのが、年配の気骨ありそうな老舗の大旦那、Ｉさんです。

その方は考えた挙句、そのようなことだったらB党の市議もよく知っているが、C党の方がいいだろうという話でした。C党の市議の事務所に連れて行ってもらい紹介してもらいました。その市議の方（古参）は快く紹介議員になってくれるとのことでした。何回か接触する内に紹介議員の数を増やしてくれと言われました。

請願が採択されるには委員会の中で（私の場合は保健消防委員会、構成人員各政党から11名）賛成多数を取らないと請願は脚下されるそうです。紹介議員さえ見つければ請願できると考えていた私にはショックでした。また知識がなかったゆえの失敗です。もっと早く教えてくれたらとも思いましたが、政治家にとってはいろはの「い」であたりまえのことだったのでしょう。

◎請願は千葉市のガードマン？

この時思ったことは、これは請願という名を借りた千葉市の二重三重の防御壁であると思いました。市にとって都合の悪い請願は、ここで打ち落としてしまうのです。各政党も市ににらまれたらやりにくくなりますので、市を追及するような請願に手を貸すような政党はありません。A党は駄目。D党は市長の出身政党ゆえに可能性はないと思いました。鍵を握るのは最大派閥であるB党です。委員会にも最大人数の委員がいます。伝を使って、学生時代の日大の猛者であったT氏（千葉県がんセンターで医療過誤死？　調査中）の後輩であった自民党の元防衛大臣の秘書が拙宅に来られ、相談にのってくれました。しかし、B党も党議決定で請願の紹介議員にはなれないとの答でした。

これで請願の道は閉ざされました。と申しますのは医療過誤の請願を審査する委員会は当時構成人員が11名で、各政党別には、B党4人、A党2人、D党2人、C党2人、E党1人で成り立っていました。そのうち反対政党が（個人ではない）2党、B党とA党、委員数が4人と2人、計6人です。ありえないことですが、残りすべての委員の賛同を得ても5人です。おそらく2：9で却下されるでしょう。確実な賛成票はおそらくC党の2票だけかもしれません。つまり、どう頑張っても反対多数で請願は脚下されるのです。「万事休す」です。

でも、あきらめたわけではありません。新聞掲載、本の出版、講演等で世論の声が大きくなり追い風が吹いてきたら、また請願をかけてみるつもりです。

ただこれも最近になって知ったことですが、採択された請願でも、実行するかどうかは市長に権限があるということでした。私の請願は市長にとって都合の悪いことですので実行しないでしょう。

請願は、「請願」という名を借りた「千葉市の強力なガードシステムということ」が明らかです。しかしその場合は、なぜ請願が採択されたのに実行されないのかと、別の角度から追及できます。

第12章　千葉市に対しての質問状

千葉市に提出した質問とその回答を報告します。

＊

◎千葉市への質問状

千葉市健康支援課御中

拝啓

貴課益々の御繁栄の段大慶に存じます。

私、奥田五郎の妻和子は貴市による基本健康診査時に肺がんを見過ごされて適切な治療を受けられず、平成19年11月2日　死亡しました。

老人保険事業契約書には「事故調査特別委員会」を設置して事故原因の究明、再発防止策を取るよう明記されています。

奥田和子の事故原因は何であったのか、また、どのような再発防止策を取ったのか。

今回の事故は個人の出来事ですが、一般市民の公益に関する重要なことでもあるので、是非とも教えてください。

つきましては、別紙の質問に回答を願います。なお、公文書開示請求を同時に行うので、開示決定期限の14日以内に回答を願います。

敬具　平成24年7月17日　奥田　五郎

住所　電話番号

『質問事項』

1、**千葉市と千葉市医師会による「老人保健事業契約書」は、事故発生時に市、医師会、医師が緊密な連携のもとにただちに適切な措置を講じることを義務づけている（20条）。今回の事故発生時、市はどのような「適切な措置」を講じたのか。**

2、契約にある事故調査特別委員会（21条）を設置し、事故原因を調査したのか、していないのか。もし、事故調査特別委員会を設置していないのなら、なぜ設置して事故原因の調査をしなかったのか。

また、過去に事故調査委員会を設置した実績はあるか、あるとすれば、どのようなケースだったのか。

3、契約では、市は事故の発生を未然に防止するよう努めなければならない（24条）とあるが、今回の事故を受けてどのような再発防止策を取ったのか。

4、検診の際の見落としを避けるためにはどうしていけばよいのか、市としての考えはあるか。
以上、回答を望みます。

＊

千葉市よりの回答書がきたのは期限の7月31日を大幅に遅れた、約2か月後の9月10日でした。回答書は予想していたこととはいえあまりにも簡略すぎて呆気ないものでした。

◎千葉市よりの回答書

どうしても座視するわけにはいかない質問事項1、2の回答を掲載します。

質問事項1についての解答はありませんでした。事故があった時、生命が助かるか、助からないかが決まるのは時間です。緊急措置が早ければ早いほど助かる生命は多くなります。時間が左右するのです。

そのため契約書には「甲・乙・丙は緊密な連携のもとに、ただちに適切な措置を講ずるものとする」とあります。ところが**千葉市は私が地域住民の生命の危機と何回訴えても、適切な措置を講じてくれなかったのです。**

私は他の人達に、私と同じような苦しみ、悲しみを味わってほしくないと思い、必死になって適切な措置3点をお願いしました。

＊

〈お願いした適切な措置〉

一、クリニックの過去三年分のレントゲンチェック、他にも医療過誤の被害者がいるか、どうかの確認。カルテ、レントゲン、基本健康診査　受診記録票が適合しているか、していないかの確認。

一、事故調査特別委員会の設置。

一、公表、基本健康診査にて医療過誤、末期肺がん、余命3か月。（公表することによって広範囲に知れ渡り、警鐘を与えることができます。その結果多くの人たちが医療過誤に気づき助かる可能性があります。また医者も慎重に注意深く診察するようになります。）

＊

私はこれ以上の適切な措置はないと思いお願いしました。ところが千葉市は私の要望を無視しました。このまま放置すれば亡くなる人が増える可能性があったにもかかわらず、どんなに頼んでも適切な措置はとろうとしませんでした。契約書に明確に記載されていてもです。またこの事実を隠すためでしょうか。**質問事項1についての回答はなく、質問事項1、2として、2だけの回答をしています。上手に逃げています。なぜ、1の回答はなかったのでしょうか。気が付かなければ終わりです。**

◎質問事項1、2について

奥田様からの申し立てを受けて、事故調査特別委員会で調査するための事実関係の確認等を行っておりましたが、警察の捜査が始まったこと等から、その結論を待つことにしました。捜査結果が「不送致」とのこと等から、事故調査特別委員会は開催いたしませんでした。また過去に事故調査委員会を設置した実績はありません。

千葉市保健福祉局健康部健康支援課

＊

肝心な「1」の質問「適切な措置」については、右の回答によってわかるように答えていません。

私は千葉市とクリニック、医師会が①適切なる措置を講じなかった、②事故調査特別委員会を設置しなかったため、何人かの尊い生命が失われたと思っています。見殺しにしたも同然です。二度と同じような事故を起こさないために多くの人々に、これらの事実を知っていただきたく思っています。目をそらしてはいけないと思います。決して他人ごととは思わないでください。

第13章「個人情報開示請求」と「公文書開示請求」（平成24年）——黒塗りの情報

◎閉鎖的な千葉市の姿勢

原則14日の期限を散々延長された挙句、受け取った個人情報は必要とするところは黒く塗りつぶされていました。個人情報開示請求をすれば、今までの疑問が解明されると思っていただけに衝撃を受けました。〝**なんだこれは**〟、これが率直な気持ちでした。

個人情報開示請求とか公文書開示請求等ときれいごとを言っていても、千葉市にとって都合の悪い情報は黒く塗りつぶして、わからなくしたり情報そのものを不開示にして閉ざしてしまうのです。そんなことも考えなかった私の知識不足、無知ゆえのショックでした。

よく戦争中の資料や教科書がまっ黒に塗りつぶされていたのを新聞やＴＶで見ていましたが、現代においても同様にというより、より巧妙に、千葉市や医療機関にとって都合の悪い部分を隠すということが実感としてわかりました。請願も情報開示も体のいいリップサービスです。そこに通達するまでに何重も厚い壁があり、最終の拒否権は行政が持っています。

私にとって必要な情報は黒く塗りつぶされていました。しかし、私が発信した情報は、数百枚一枚残さず開示されていました。こんなことでは無駄な時間と費用をかけただけで価値はない、と思われる方もいらっしゃると思いますが、この事実（黒塗り、不開示）を世の中に発信するだけで充分価値があると考えます。

千葉市の情報開示の内容が市民の目にさらされることによって少しは考えて改善してくれたらいいなと考えています。個人情報開示請求、公文書開示請求は役に立ちました。

黒く塗りつぶされた文書を見て、快く思う人は誰もいないと思います。もっと開けた千葉市になって欲しいと思ったのと同時に、旧態依然たる保守的な千葉市だと強く感じました。こんなことでは若い人が育たないのではないでしょうか。もっとオープンに明るくやってほしいものです。暗いなという印象でした。

◎黒塗りの情報・現物

書きようがありませんので、現物を見ていただくことにします。

私が一番知りたかった、千葉市は「なぜ事故調査特別委員会を設置しないのか」、そして「なぜＡＤＲの参加を拒否したのか」、この二点でした。回答は[redacted]のベタ塗りです。皆さんが個人情報開示請求する時の参考にしてください。

① 健康診査に対する医療ＡＤＲの対応について（回答）３枚。千葉市保健福祉局健康部健康企画課

② 東京弁護士会紛争解決センターへのご連絡1枚。期限は7月2日でしたが、延期願いを再度しているようです。迷走ぶりがよくわかります。

③ 東京弁護士紛争解決センターへの千葉市の回答書1枚。紛争解決する気持ちが千葉市にはないようです。

行政（千葉市）が和解ではなくて喧嘩しようというのです。驚きました。黒塗りの下には何が書かれているのでしょうか。

平成19年10月10日
健　康　企　画　課

肺がん検診に関する取扱いについて

罹患者　氏名　[illegible]　和子　氏　昭和２２年　1月２日生（６０歳）【夫　[illegible]氏】
住所　[illegible]
関係医療機関　[redacted]
所在

概　要

[redacted]

本市への要求

1　補償交渉への調停の実施（H19.8.9　保健所保健指導課）
2　第三者機関による再読影の実施（H19.8.29　健康企画課）
3　監査の実施（H19.8.29　健康企画課）
4　監査、立ち入り調査の実施（H19.10.1　保健所総務課）
5　嘱託医の取り消し（H19.10.1　地域振興課）（H19.10.9　健康企画課）

今後の対応

[redacted]

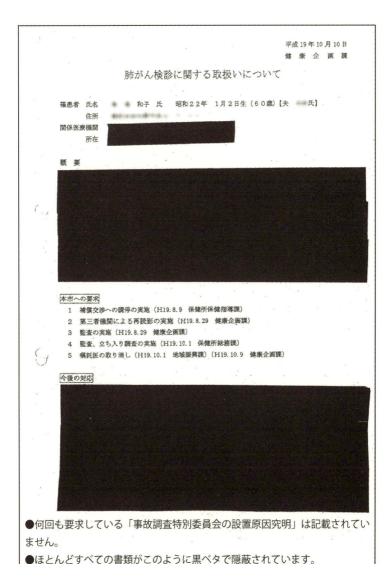

●何回も要求している「事故調査特別委員会の設置原因究明」は記載されていません。

●ほとんどすべての書類がこのように黒ベタで隠蔽されています。

平成２２年８月６日

事件番号　平成２２年（あ・仲）第１４号

東京弁護士会紛争解決センター　御中

回答書

頭書あっせん・仲裁事件について私は

□ 出席します

■ 出席しません

理由 [redacted]

□ その他

※ご出席される方のみお答えください。

あっせん人から提出された利害関係人情報開示書について私は

□ 同意します

□ 同意しません

住　所　千葉県千葉市中央区千葉港１番１号

氏　名　千葉市

千葉市長　熊谷　俊人

千葉市代理人

住　所 [redacted]

氏　名

□にレ印を付けて紛争解決センター宛同封の返信用封筒にて返信ください。

ＡＤＲの参加を拒否した千葉市の回答書

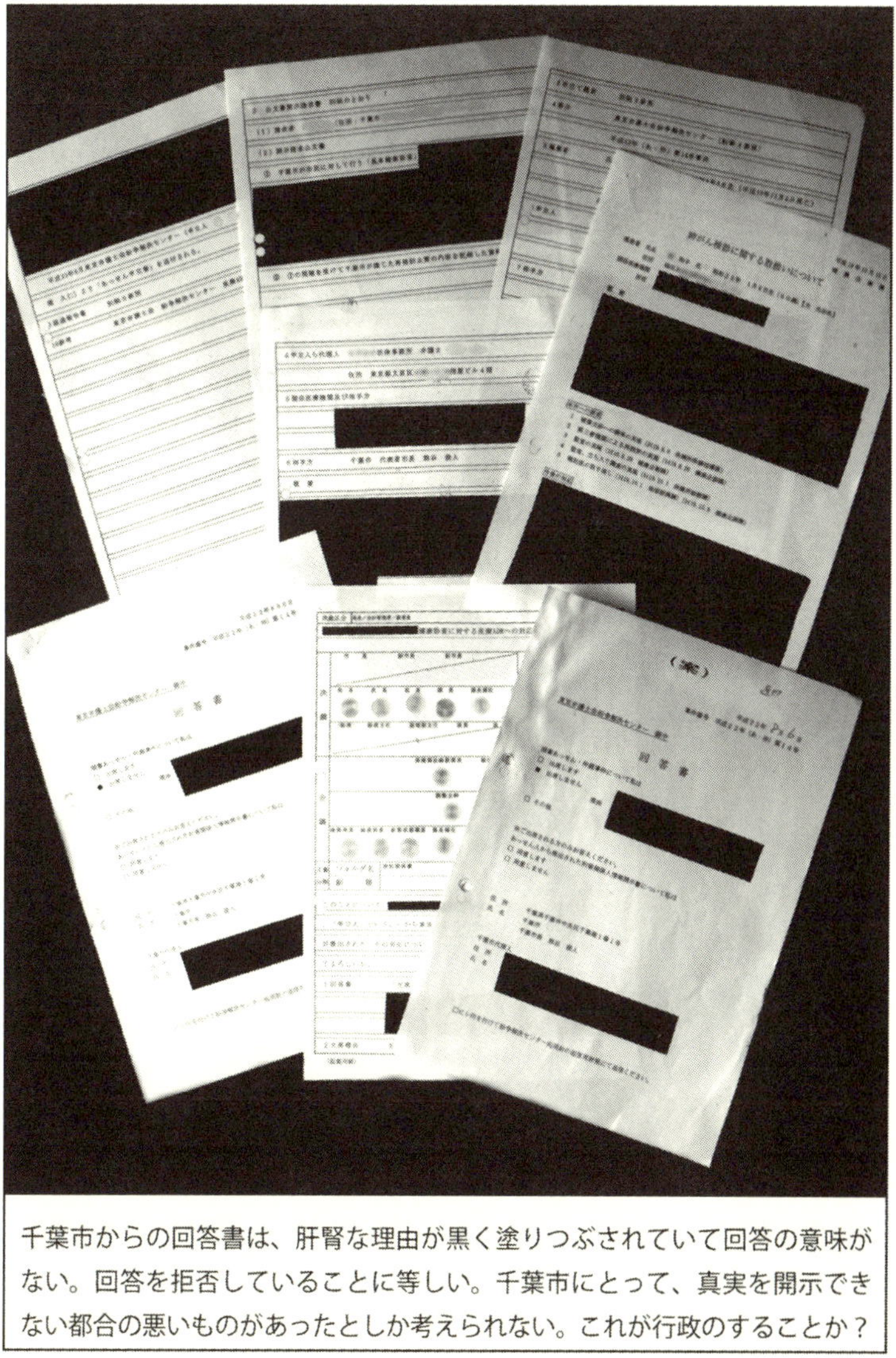

千葉市からの回答書は、肝腎な理由が黒く塗りつぶされていて回答の意味がない。回答を拒否していることに等しい。千葉市にとって、真実を開示できない都合の悪いものがあったとしか考えられない。これが行政のすることか？

第14章　妻の死から5年後、マスコミが動いた（平成24年春〜25年）

◎新聞社へ取材依頼の手紙

私は2012年5月6日、請願の道が断たれたことを悟ると、あきらめることなく、すぐに他の方法を捜しました。残された方法はもう数が少なくなってきていましたが、温存していただけに強力な武器となってくれるはずです。

私は日本を代表する新聞社、数社へ取材依頼の手紙を書き、郵送しました。

文面は次のとおりです。

＊

拝啓　貴社益々の御繁栄の段大慶に存じます。

突然の手紙で失礼いたします。私は「奥田　五郎おくだごろう」と申します。

千葉市の健康診査に於いて、医療過誤による死亡事故がありました。千葉市と千葉市医師会が締結した契約書によると、第六章、事故、21条「事故の原因は事故調査特別委員会を設置して速やかに調査するものとする」と明記されています。

ところが千葉市は、この事故調査特別委員会を設置していません。当然のことですが、再発防止策も完璧なものではありません。

また死亡事故があったことも公表していません。公表して市民に警鐘を与えるべきかと存じます。市民の安心安全を守るべき行政(千葉市)がこのようなことでよいのでしょうか。

貴紙にてこの事実を追及して、世の中に警鐘を与えて戴きたく一筆認めました。

何卒、市民の安心安全のため、貴紙にて世の中に広く問うて頂きたく存じます。

後日、電話いたしますので、恐縮ですが宜しくお願い申し上げます。

奥田　五郎

TEL　FAX

敬具

＊

◎気骨ある毎日新聞記者

手紙を出した翌日、毎日新聞社の記者から電話がかかってきました。「お会いして、お話を聞きたいのですが」と、さわやかで丁寧な口調でした。今までにも何社かの新聞記者達と会っていましたが、その方達とは違った印象を、短い会話の中で受けました。

私はあいにくその日は用があり、帰りが遅くなるのでとその旨を伝えて、翌日にしようと思い話しました。記者の方は「何時頃ですか。それでしたら私の方は大丈夫です」ということで、その日の夜、拙宅へ来てもらうことにしました。

私は今までの経験、体験から、弁護士の章でも述べましたが、記者であれば誰でもいいのではありません。私の妻のケースは相手が医療業界と行政です。やわな記者ではたちうちができません。圧力をかけられたら簡単に挫折します。私が望んでいる記者は強い問題意識を持っていて、正義感があり、少々の壁でも挫折することなく、特ダネ狙いの記者ではなく、心のある信頼できる人です。

特ダネ狙いの記者は、行動は早く、一見やり手に見えますが、がさつです。簡単に記事になるものだけを追っかけ、時間のかかりそうなもの、面倒臭いもの、自分の手に余るものには挑戦しません。このような記者の方が大半です。

どの記者にお願いするかは、会って、見て、自分の目で、耳で、足で、心で確認してからと思っておりました。お会いしました記者の方は若く、これからの人生という感じでした。外観はやわらかく、新鮮で純粋、まだ世間の汚れに染まっておらず、このまま成長していけば良い人材になると思わせるものがありました。その反面、やっていけるかな、大丈夫かなともチラッと思いました。これが第一印象でした。

話をしていくうちに、オヤッと思わせるような言動が目に付くようになりました。もちろん良い意味での言動です。この記者は、外観と違って骨があるぞ、あなどれないぞ、と思わせるものが随所にあったのです。

話が終わるころには、将来性のある若い方だし、この記者に賭けてみようという気持ちになっていました。翌日、他社からの取材申し込みもありましたが、「事情があって、すこし様子を見ることにいたしました」と、丁重にお断りいたしました。

記者の方は、私の話を熱心に聞き、質問し、納得のいかない所は自分で調べ、シナリオを組み立てて動き、見かけとは違った積極的な行動の方でした。一つの目標を定めたら、壁があろうが、壁がなかろうが、ものともせずに取材をしておりました。壁があれば余計闘志を燃やし、「よし今に見ていろ」と新しい方法を考え攻略していくという具合でした。権威に負けることなく、立ち向かっていったようです。千葉市は彼の純粋な心に火を付けたようでした。千葉市は記者の外観であまく見たのでしょう。浅はかな公務員のやることです、こわもての人より下手に出てくる人の方が力はある場合が多いのです。恐れなくてはいけないのは、こわもてではなく、下手に出てくる人です。

良い記者との縁ができたと嬉しくなりました。取材依頼してから記事になるまで、約1年、地道な取材活動を続けてくれました。この間、いやな事も、腹立たしいことも、人間の醜さも、味わいたくないものを味わったり、見たくないものを見たことと思います。それらがすべて肥料となって、成長、成功、成熟していただけることを願っております。

毎日新聞社、田中記者です。あなたでなければこれだけの取材をし、これだけ素晴らしい記事はかけなかったと、記者会見の時、つくづく思い、感謝の念が一層わきました。

第二第三の記者が出てきて、医療過誤が報道され世間の注目を浴び、交通事故が減少したように、医療過誤も極力少なくなることを願っています。

今、田中記者は政治部の記者として一面をにぎわせています。

◎第一報：毎日新聞が全国版で報道

毎日新聞が平成25年（2013年）4月25日付の全国版に大きく記事を掲載しました。

＊

【がん見落とし調査せず　女性死亡　検診実施の千葉市】

千葉市が実施する肺がん検診で、担当医ががんの所見を見落としたために手遅れとなり、市

聞　【新聞定価1ヵ月3,925円(本体3,738円)】1部売り(消費税込み)朝刊130円 夕刊50円 〔第3種郵便物認可〕

がん見落とし調査せず

女性死亡　検診実施の千葉市

千葉市が実施する肺がん検診で、担当医ががんを見落としたために手遅れとなり、市内の女性（当時59歳）が2007年に死亡していたことが分かった。医療機関側は見落としを認めて遺族に和解金を支払ったものの、市は内規で義務づけられた調査をしていない。遺族側が繰り返し調査を要望しても、市は千葉県警が立件を見送ったことを理由に拒否。医療事故調査の専門家は「再発防止のために調査は必要で、刑事責任の有無とは関係ない」と市の対応を疑問視している。【田中裕之】

義務化の内規に反し

遺族や市によると、女性は05年6月と06年6月、市の肺がん検診の委託先となっている医療機関でX線検査を受け、いずれも肺に陰影がみられた。06年は前年より直径が8割程度大きかったが、医師から「異常なし」と判定された。その後、背中の痛みを訴えて別の病院を受診すると、末期の肺がんと診断され、07年11月に死亡した。

県警は業務上過失致死容疑で関係者を事情聴取するなど捜査に乗り出したが、10年3月ごろに立件を見送った。一方、医療機関側は見落としを認め、同12月に1200万円を支払うことで遺族と和解した。

当時の肺がん検診は、旧老人保健法に基づく健康診査の一環として市が40歳以上の住民に実施しており、遺族は市側とも話し合いを望んだが、理由を示されることなく拒否された。市と市医師会が結んだ契約書には「事故が起きた時は事故調査特別委員会を設置して速やかに調査する」と定められているにもかかわらず、調査委も設置されなかった。設置を求める遺族に対し、市は昨年9月に「事実確認などを行ったが、捜査が始まったことなどから結論を待つことにした。捜査結果が不送致（立件せず）とのことなどから調査委は開催しなかった」と回答した。

毎日新聞の取材に市は「遺族と医療機関の和解の際、事実関係を公表しないと決めた」などとして、詳しい説明をしていない。

「立件見送り」理由にならない

医療事故調査のあり方に関する厚生労働省検討部会に参加する加藤良夫・南山大教授（医事法）の話　再発防止のための事故調査は、刑事責任の追及を目的とする警察の捜査とは別の取り組みだ。立件見送りは調査を拒む理由にならない。自治体は地元医師会との関係に気を使う傾向があるが、仮に調査で医師会に不都合な問題が明らかになっても、それを改善することが本来の筋だ。

「異常なし」4カ月後「余命1年」

再発防止 検証訴える夫

「余命は3カ月から1年です」。06年10月、女性と夫(67)は医師の言葉に耳を疑った。がんは広く転移し、手術や放射線治療も既に不可能だった。

その4カ月前に受けた肺がん検診では「異常なし」だったはずなのに……。2人が検診時のカルテを取り寄せると、「乳頭の陰影。昨年より大きい!!」と書かれてあり、肺がんの陰影を乳頭と誤認したことが疑われた。

「転移がなければ手術できた可能性がある。5年間の生存率も9割近かったはず」。相談した専門家にそう言われ、夫婦は落胆した。

検診を担当した非常勤医は「右肺の異常陰影に気づいていたが、近く（乳がん発見のための）乳腺検査があることを理由に、早急の精密検査の指示を出さなかった」と手紙で謝罪。和解協議の中で医療機関側は「陰影は乳頭や肋骨と重なり、特に見つけがたい場所」と釈明した。

夫はミスを認めた医療機関側より、肺がん検診の実施主体である千葉市の姿勢に不信感を募らせる。医療事故が起きた際に調査委設置まで義務づける内規は「珍しい」（厚生労働省）とされるが、市が設置したケースはゼロ。市健康支援課は「規定ができた経緯は分からない」と言う。

夫は「市が真相究明に乗り出さないので、警察の捜査に期待したが、捜査結果を逆手に取られた。市は規定の義務を果たし、検証すべきだ。そうすることなく、検診の質の向上や再発防止ができるのか」と話している。【田中裕之】

2013（平成25）年4月25日、毎日新聞（夕刊13面）

内の女性（当時59歳）が２００７年に死亡していたことが分かった。医療機関側は見落としを認めて遺族に和解金を支払ったものの、市は内規で義務づけられた調査をしていない。遺族側が繰り返し調査を要望しても、市は千葉県警が立件を見送ったことを理由に拒否。医療過誤調査の専門家は「再発防止のために調査は必要で、刑事責任の有無とは関係ない」と市の対応を疑問視している。（田中裕之）

医療過誤調査のあり方に関する厚生労働省検討部会に参加する加藤良夫南山大教授（医事法）の話

再発防止のための事故調査は、刑事責任の追及を目的とする警察の捜査とは別の取り組みだ。

立件見送りは調査を拒む理由にはならない。自治体は地元医師会との関係に気を使う傾向があるが、仮に調査で医師会に不都合な問題が明らかになっても、それを改善することが本来の筋だ。（毎日新聞同日付紙上から）

＊

◎ＮＨＫがテレビとラジオで

ＮＨＫＴＶが４月25日、首都圏のニュースで報道、ＮＨＫラジオでも報道されました。

＊

【健診でがん見落とされ死亡】

千葉市に住んでいた女性が、市の健康診断で肺がんを見落とされ、平成19年に亡くなったにもかかわらず、千葉市が定められた調査を行っていないとして、女性の夫が千葉市に対し、調査委員会の設置を求めていることを明らかにしました。

千葉市では市医師会との間で、健康診断の際に事故が起きた場合には、事故調査特別委員会を設置して調査するとの契約を交わしていますが、これまでに委員会は設けられておらず、男性は、委員会を設置して、見落としの原因を詳しく調査するよう求めているということです。

男性は会見で「委員会で原因を究明することで再発の防止につなげてほしい」と話しています。これに対し、千葉市は、「今回は原因が明確で、チェック態勢を強化するなど再発防止策を進めてきたため、委員会を設置する必要はないと考えている」としています。（首都圏ニュース　WEB）

＊

NHK首都圏のニュース　首都圏放送センター

首都圏NEWS WEB

“健診でがん見落とされ死亡”

千葉市に住んでいた女性が、市の健康診断で肺がんを見落とされ、平成19年に亡くなったにもかかわらず、千葉市が定められた調査を行っていないとして、女性の夫が千葉市に対し、調査委員会の設置を求めていることを明らかにしました。

調査委員会の設置を求めているのは、千葉市内に住む67歳の男性です。

25日、記者会見した男性によりますと、男性の妻は、平成17年と平成18年に、千葉市内の病院で健康診断を受けましたが、いずれも肺には異常がないとされたにも関わらず、別の病院を受診した際、末期の肺がんと診断され、翌年の平成19年に亡くなりました。これについて、病院は、健康診断で肺がんを見落としたことを認め、女性の遺族に1200万円の和解金を支払ったということです。

千葉市では市医師会との間で、健康診断の際に事故が起きた場合には、事故調査特別委員会を設置して調査するとの契約を交わしていますが、これまでに委員会は設けられておらず、男性は、委員会を設置して、見落としの原因を詳しく調査するよう求めているということです。

男性は会見で「委員会で原因を究明することで再発の防止につなげてほしい」と話しています。

これに対し、千葉市は、「今回は原因が明確で、チェック態勢を強化するなど再発防止策を進めてきたため、委員会を設置する必要はないと考えている」としています。

04月25日　20時51分

第15章　記者会見、千載一遇のチャンス（平成25年4月25日）

◎記者会見の経緯

4月25日16時30分より、千葉市役所内にある記者クラブにて、医療過誤の件で記者会見をすることにしました。そこで幹事の新聞社に連絡して、各新聞社に通達してもらうことにしました。

一社一社の新聞記者に話をするよりは、全社の記者に一同に集まっていただいて、話をしたほうが効率的であり、かつ効果があると判断しました。記者会見の場で一生懸命話をして、何としてでも私の思いをわかっていただくという強い決意を秘めて望みました。

記者会見で注意したことは、真面目な新聞社とNHKだけに絞り込むことでした。妻の医療過誤死をおもしろおかしく報道して欲しくなかったのです。

各報道機関にあてた文書は次のとおりです。

＊

記者クラブ御中

前略　本日、毎日新聞に掲載されました「千葉市検診診断ミスにより死亡」の件につきまして、市民の安心安全のため、取材して戴きたく一筆認めました。死亡したのは私の妻です。

記

・千葉市行政の怠慢と驕り、無責任。

千葉市が医師会と結んだ「老人保険事業契約書」では、第六章、事故、第21条から24条において、事故が起きた時は、速やかに事故調査委員会を設置する。事故の原因を究明、再発防止策を取らなくてはいけない、と明記されています。

ところが千葉市は、事故報告してから5年と8か月、死亡してから5年と5か月、未だに事故調査特別委員会を設置していません。当然のことながら事故原因もわからず、従って再発防止策も取っていません。

このようなことでは、必ず、第二第三の犠牲者が出てきます。ある日、突然、最愛の人に死刑宣告。このような思いは、私だけで充分です。

どうぞ、皆様方のお力で、千葉市の怠慢、驕りを正し、契約書を遵守させて下さい。市民の安心安全を守るため、何卒宜しくお願い申し上げます。

遺族　千葉市　ＴＥＬ・ＦＡＸ　〇四三・・・

奥田　五郎

敬具

※匿名でお願いします。
※TV放映の時は、顔はぼかして下さい

◎記者会見に臨んで

　TV等で記者会見の場を見ますと、弁護士同伴とか、複数の人達による記者会見を見ますが、私は一人だけで、初めての記者会見に臨みました。

　どうしたら多くの記者達の方に、限られた時間内でわかっていただけるかです。わかってもらうことができなかったら、記事は毎日新聞だけで終わってしまいます。そんなことになりましたら、長い期間、一生懸命取材を続け、記事にしてくれた担当記者に顔向けができません。記者の方がいらっしゃらなかったら妻の医療過誤死は表に出てこなかった可能性が強いのです。

　記者会見の前に、入念に考えました。一般の人より手強い、記者の方にわかっていただくには、耳ではなく、目に訴えることにしました。「医療過誤から本日までの流れ」を時系列で、模造紙一枚半に大きく書きました。これで全体の流れが一目瞭然で理解していただけると思いました。記者の方達も全体像が頭の中に入ったほうが、私の話もわかりやすいと思いました。共鳴していただける可能性が高い。高いということは記事にしてくれるということです。

　やはり、冒頭の挨拶が終わると同時に記者の方から質問がきました。

医療事故から本日までの流れ

18年10月 ⑥	医療事故発覚
19年8月 ⑦	医療側に誠意が感じられなかった為 千葉市及び警察に相談する
19年8月 〜 11月20日完了	千葉市に「事故調査特別委員会」の設置を再三再四求める。
20年4月 〜 ⑧	千葉市、医療側共に誠意が感じられず 刑事事件となり捜査に入る
22年春 ⑩	捜査終了　送検できず
22年秋	ADR（裁判外紛争解決） 千葉市は参加拒否
22年12月	医療側 医療事故認めて和解 千葉市は逃げることができない。
23年春 ⑪	事故調査特別委員会設置に向けて再準備に入る　（第六章事故）
24年夏 ⑫	公文書開示請求、死者の個人情報開示請求　市への質問状
24年9月	千葉市からの回答書受領
25年4月 ⑬	「事故調査特別委員会」設置に向けて活動中

「時系列でどうなっているのか、事故のことを説明してください」と。

そこで私は、作成した資料をホワイトボードに張り出して、簡単に、しかし重要ポイントは、はずさずに、さりげなく強調して説明しました（前ページ写真）。

質問した記者の方は、意外そうな表情で「時系列で説明してくれと言ったら、途中で何がなんだかわからなくなり、とまどうと思ったのに」と小声でつぶやきました。私は記者の方も人を困らせようとして、わざといじわるな質問をしてきたのだと思いました。でもほのぼのとしたものを感じました。

この資料のおかげで、短時間で全員に流れを把握していただくことができました。余計な話をすることもなく、肝心要の話に、時間を使うことができました。もしこの資料がなく、口だけで話をしていたら、恐らくなかなかわかってもらえず、記者の方が想像したようにまごついてこんがらがって棒立ちになっていたと思います。その結果、肝心の話ができなくなった可能性があります。

◎記者会見で訴えたのは3点

私が記者会見で話をしたかったのは3点ありました。

一番目は和解についてです。和解といえば、すべての問題が解決したから損害賠償金をもらって、その代償として第三者に口外しない、というのが一般的です。

記者の方から「なぜ和解したのに、公表したのですか」と質問が出ることは、充分予測ができていました。そこで私は聞かれる前に、話すことにしていたのです。

「私が和解をしたのは、医療側であって、行政、千葉市とはしていません」「また医療側から第三者に口外しないことを条件に出してきましたので、ADRの各弁護士達のいる前で明確に、第三者に口外しないことを条件にするなら私は和解しませんと言い切りました」そして、「もし医療側がお金を返せと、おっしゃるなら、いつでも返します。ただし司法の判断に任せます」と記者達に話をしました。この問題も、私から明確に答えない限り、いつまでも時間がかかったと思います。

多くの医療過誤の被害者の方達が、「和解はしたが、和解後相手の態度が変わった。お金で大事な人の心を売ってしまった。申し訳ないことをしてしまった。こんなはずではなかった」と後悔していると思います。司法がどのような判断されるかも楽しみです。多くの医療過誤の被害者を勇気づけるような判断がなされるかもしれません。そのような話をしたと思います。

事故は事故です。損害賠償は損害賠償です。和解は和解です。和解して闇から闇へと葬っていたら、いつまで経っても医療過誤は無くなりません。医療の進歩も遅くなります。

私はこれからも、積極的にこの医療過誤のこと、千葉市行政の無責任な対応のことを話をしていきます。それは医療関係者、市民、行政の人達に警鐘を与えるためです。ただクリニック名や医師名は公表しません。これは約束しました。**私が糾弾しているのは、その行為であって、人ではありません。**

この問題は、医療界全体そして千葉市の重要問題だと思っています。モラルの欠如です。

次に私が記者の方達に訴えたのは、千葉市が老人保健事業契約書を順守し、事故調査特別委員会を設置すること、そして事故原因を究明、再発防止策を構築、公表することです。

この本の中で何回も強調していることを、記者の方達へも熱意を込めて話をしました。

最後に次のことを強調しました。

「一人の死（妻）が万人の命を救う。妻の死を無駄にしないでください。価値ある死とするには、皆さんの力で契約書を順守させてください。事故調査特別委員会を設置させて下さい。お願いします。」と一生懸命、訴えました。あっという間の一時間でした。

当日の夜、ＮＨＫが首都圏ニュースで放映しました。

翌日、毎日新聞社を始め、各新聞社が記事を掲載してくれました。

◎翌26日、全紙が報道（記事を引用）

【毎日新聞　肺がん検診診断ミスで女性死亡、遺族、対応に不信感、千葉市原因「公表しない」】

「市は何度要請しても動いてくれなかった」。千葉市の肺がん検診でがんを見落とされた末に死亡した女性の夫は25日、同市役所で記者会見し、義務づけられた事故調査特別委員会の設置を見送ってきた市の対応に不信感を隠さなかった。

一方、市側は「原因は明確」などとした上で、一定の改善策も講じたと強調。だが、その原因については「公表しない」と繰り返した。（田中裕之）

夫の記者会見の主なやり取りは次の通り。

——今回の診断ミスを公表した理由は？

妻の死を無駄にしないためには、診断ミスの原因を究明して市に再発防止策を取ってもらうしかないと思った。市は何度要請しても動いてくれなかった。

——10年12月に医療機関と和解したのは？

医療機関にミスを認めさせることで、市が市医師会との契約書で義務づけられた事故調査特別委員会を設置すると期待したが、状況は変わらなかった。私のように和解してしまって原因が分からなくなり、泣き寝入りしている医療ミスの被害者はたくさんいると思う。

——市は改善策を講じたと主張している。

恐らくこういう原因だったろうという推測に基づいた抽象的なものに過ぎない。市は契約書通りに調査するのが当たり前だ。

【産経新聞　検診で肺がん見過ごし死亡、遺族「原因究明を」、千葉市、再発防止策講じる】

千葉市が実施する肺がん検診で、委託先の医療機関が肺がんの所見を見過ごしたため、平成

27　千葉　千葉◇　2013年(平成25年)4月26日(金)　毎日新聞　〔第3種郵便物認可〕

肺がん検診診断ミスで女性死亡

遺族、対応に不信感

千葉市 原因「公表しない」

「市は何度要請しても動いてくれなかった」。千葉市の肺がん検診でがんを見落とされた末に死亡した女性の夫(67)は25日、同市役所で記者会見し、義務づけられた事故調査特別委員会の設置を見送ってきた市の対応に不信感を隠さなかった。一方、市側は「原因は明確」などとした上で、一定の改善策も講じたと強調。だが、その「原因」については「公表しない」と繰り返した。【田中裕之】

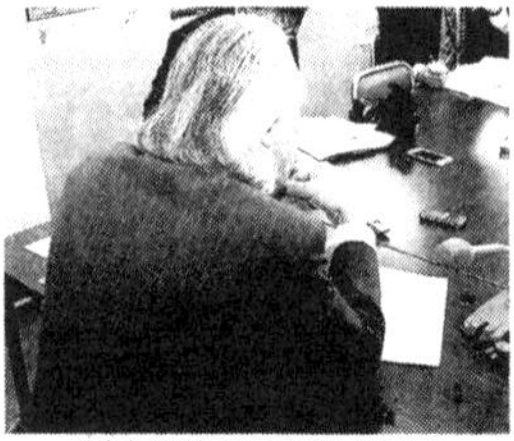

記者会見で亡くなった妻への思いを語る男性＝千葉市役所で

同日夕、豊田善裕・市健康部長らが記者会見し、今回の診断ミスを受けた対応を初めて説明した。見落としが起きた後、「遺族や医療機関から事実関係の聴取を行った」とし、10年12月に医療機関が遺族と和解した内容などから「見落としの原因も把握した」などと説明した。だが、「原因」は「公表しないことが和解で決まっている」として明らかにしなかった。

また、市は改善策として、08年度から肺がん検診の検診票でX線検査の結果を書き込む欄をそれまでの一つから二つに増やし、2人の医師が必ず診断するようチェック方法を改めたという。問診で①年齢60歳以上②喫煙歴の有無③慢性的なせき——の3項目全てに該当した場合は、肺がん発症につながりやすい慢性閉塞(へいそく)性肺疾患(COPD)の疑いがあるとして、原則精密検査を推奨することに改めたという。

だが、こうした改善策は「今回の診断ミスへの対応ではなく、これまでの住民の声や医師会の意見などで総合的に決めた」(市健康支援課)という。

このため、夫は会見や取材に「原因がすべて解明されたとは思っていない。改善策も抽象的なものに過ぎない」と反論。「まずは市が認識しているという『原因』から公表すべきだろう」と批判した。

何度も要請 動いてくれず

夫の記者会見の主なやり取りは次の通り。

——今回の診断ミスを公表した理由は?

妻の死を無駄にしないためには、診断ミスの原因を究明して市に再発防止策を取ってもらうしかないと思った。市は何度要請しても動いてくれなかった。

——10年12月に医療機関と和解したのは?

医療機関にミスを認めさせることで、市が市医師会との契約書で義務づけられた事故調査特別委を設置すると期待したが、状況は変わらなかった。私のように和解してしまって原因が分からなくなり、泣き寝入りしている医療ミスの被害者はたくさんいると思う。

——市は改善策を講じたと主張している。

恐らくこういう原因だっただろうという推測に基づいた抽象的なものに過ぎない。市は契約書通りに調査するのが当たり前だ。

解説　事故調空文化、問われる市の姿勢

千葉市が医療機関に委託して実施する健康診査(がん検診を含む)を巡っては、「事故が発生したときは、緊密な連携のもとにただちに適切な措置を講ずる」(20条)とし、「事故の原因は、事故調査特別委を設置して速やかに調査する」(21条)と市医師会との契約書に明記されている。国によると、全国的にも先進的な内容というが、市が調査委を設置した前例はない。担当部署はこうした規定が盛り込まれた理由や経緯すら「分からない」と言い、事実上「空文化」してしまっている。

今回のケースをみると、前市長時代の検診で起きた問題とはいえ、「市民の命と幸せを大事にする市を創る」と訴えて当選した熊谷俊人市長の就任後も不可解な対応が続いている。担当医側が見落としを遺族に認め和解金を支払う事態になったにもかかわらず、実施主体である市は遺族に謝罪していない。

市は調査委を設置しない理由として、警察が立件を見送ったことも挙げた。だが、業務上過失致死罪のハードルは極めて高く、同罪の適用は「医療関連事故にそぐわない」との声も強い。行政が第三者の視点を交え、原因究明に取り組み、情報公開することとは別次元の話だ。

国はがん予防の柱として、市区町村での検診受診率の向上を呼びかけている。千葉市では11年度、約8万9000人が肺がん検診を受けたが、受診率は32・7%と目標値(50%)を下回る。受診率向上には「質の確保」も不可欠であり、そのためには過去に生じた問題に向き合う姿勢が求められる。【田中裕之】

2013(平成25)年4月26日、毎日新聞(27面)

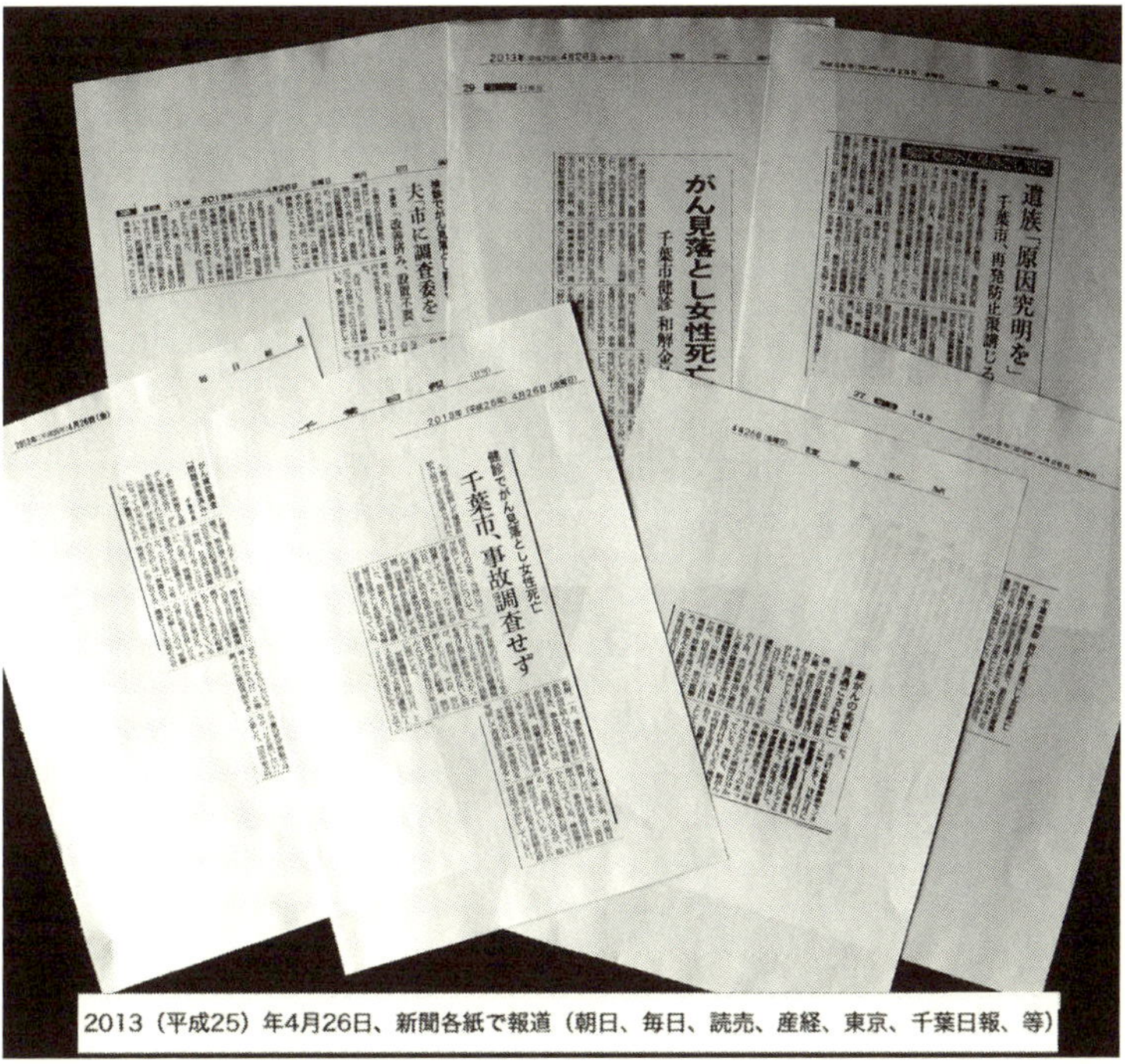

2013（平成25）年4月26日、新聞各紙で報道（朝日、毎日、読売、産経、東京、千葉日報、等）

19年に市内の女性＝当時（59）が死亡した問題。25日に同市内で会見に応じた女性の夫は、「なぜミスが起こったのか、市は原因を究明すべきだ」と訴え、事故調査特別委員会を設置しない市の対応に憤りをあらわにした。一方市は「県警の捜査などで設置は難しかった」と釈明し、現在は再発防止策は講じているとした。

女性の夫は「市の再発防止策は具体性に欠ける。妻の死を価値あるものにするためにも、きちんとした対策をしてほしい」と訴えている。

【読売新聞　肺がんの兆候を見落とされ死亡】

【朝日新聞　検診でがん見落とし妻死亡】

夫「市に調査委を」千葉市「改善済み、設置不要」

千葉市の住民検診で「異常なし」と診断された女性が、まもなく末期がんで死亡した。

【東京新聞　がん見落とし女性死亡　千葉市健診和解金払う】

【千葉日報　健診でがん見落とし女性死亡、千葉市事故調査せず】

千葉市が実施した健康診断で肺がんを見落とされた同市内の女性＝当時（59）＝が死亡したことについて、市が事故調査特別委員会を設置していなかったことが25日、分かった。市が診断を委託した同市内医師会と結んだ契約では事故が起きた際、同委員会を設置して原因を調査すると規定されていた。（以上、記事引用）

＊

各新聞社が、医療過誤で亡くなった和子のことを報道してくれましたが、千葉市は何も変わることはありませんでした。相変わらず「事故調査特別委員会」は開かれることはなく、原因は単なる見落としであって、改善策は講じている、公表はしないと主張するばかりでした。

各新聞社共々、見落としとしていますが、調査をすればすぐにわかりますが、これは見落としではありません。異常陰影に気が付いていて教えなかったのです。常軌を逸した異常事故なのです。各社ともそれゆえに信じ難く、記事に書くことができなかったのでしょう。

※広辞苑によれば、「見落とし」とは、「目を通しながら気づかないで過ごす。看過する」とあります。気が付いていて言わなかったのは、見落としとは言いません。

単なる見落としによる事故でしたら私はここまで追及しません。警察もどんなにお百度を踏んでも動きません。原因は私が解明するよりは、千葉市が事故調委を開いて調査して気が付くのが一番いいと思って、今にいたるまであえて黙っていました。第7章を参照してください。**千葉市も口にこそ出しませんがこの事故が単なる見落としではないことはよくわかっていると思います。単なる事故でないことがわかっているから損害賠償金を千葉市ではなく、クリニックが支払ったのです。**

老人事業契約書22条には、「**すべての賠償は、甲（千葉市）の責任においてこれを行い、丙（クリニック）は故意又は重大な過失がない限り責任を負わないものとする**」と明記されています。

妻の医療過誤事件はこの条文からでもわかるように故意または重大な過失であったからこそ責任を千葉市がとるのではなくクリニックが取ったのです。町田市のあけぼの第二クリニックの例とはなん等変わることはないと思っています。あけぼの第二クリニックの医師は「誰でもいいから人を殺したかった」という驚くべき動機でした。世の中には信じられないようなことも現存しているのだということを多くの人に知っていただきたいのです。知っていただくだけで危険を察知し、助かる命もあるのです。

第16章　平成25年第三回千葉市議会定例会（平成25年9月）

◎千葉市市議会にて前市議会議長、自民党小川議員が一般質問で追及

２０１３年９月30日、千葉市議会前議長の小川議員（自民党）が「毎日新聞４月25日夕刊、翌26日の朝刊で、**肺がんに関して本市の検診体制を揺るがすような報道がされました。その後の対応はどうなっているのですか**」と千葉市議会で質問しましたが、千葉市の回答は従来と変わるものではありませんでした。

また、**「再発防止には原因を徹底的に洗い出すことが肝要です」**と切り出しましたが、反応はありませんでした。議会質問をここまでするということは、かなり千葉市との間で激しいやり取りがあったことと推察しています。前議長がここまでやってくれても対応は変わらなかったのです。

これで千葉市が事故調を設置して原因を徹底的に洗い出すこともない。具体的な再発防止策をこれ以上構築する意志もないことがよくわかりました。

検証すべき要因には沢山の項目があることは前に記したとおりです。また対策もひとつではなく多くの対策があります。千葉市は複合的原因があるにもかかわらず事故調を設置せず小手先の対策（医師2名が読影）しかとりません。

その対策も妻の件で千葉県警が捜査に入り、いぶし銀のような刑事からなぜ二重読影をしなかったのか追及された結果です。ただその対策は**「健康診査マニュアルによれば（基本中の基本）、胸部エックス線写真は2名以上の医師によって読影する」と明記されています。対策ではなく、最初からそうすべきであったのです。**

市民が死ぬような医療過誤があっても真剣に取り組もうとしない千葉市もあれば、市民のことを思い義憤にかられ、議会で質問してくれる小川議員のような方もいます。このような方が市長ならば、医療過誤があればすぐに事故調査委員会を設置して原因究明、再発防止策を講じられたことでしょう。

私達が望んでいるのは、私利私欲ではなく、本当に市民の安心安全のために取り組んでくれる方です。正義感の強い良心的な議員の方を見つけ、相談するのも大事なことです。

第17章　千葉市基本健診・意図的診断ミス――市民死亡「特に問題がない」…千葉市長熊谷氏談

◎毎日新聞「記者ノート」２０１３年12月26日を引用

千葉市の肺がん検診で医師ががんを見落としたために手遅れとなり、当時60歳の女性が２００７年に死亡していた事を報じたのは４月だった。**「特に問題がないというふうに認識をしている」と、定例記者会見で熊谷俊人市長がそう発言したと聞き、耳を疑った。**遺族の夫へのお悔やみの言葉などなかったという。

記事では、女性が05年と06年のＸ線検査でがんを見落とされたのに、市が事故調査特別委員会を設置しなかった点を指摘した。市幹部は会見で「Ｘ線検査の結果記入欄を増やして医師２人の診断を求めるなど、再発防止策を講じた」などと「解決済み」を強調。原因は「医師の見落とし」と繰り返し、それ以上の説明はなかった。

では、なぜ見落とされたのか。市幹部は「医療機関と遺族の和解で決着し、(医療機関側から経緯を)言ってもいいとは言われてはいない」と拒んだ。夫が和解に応じたのは「医療機関がミスを認めるという条件で和解することで、市に真摯に対応してほしかった」からだが、市は情報を閉ざす口実にしてしまった。そして、9月の市議会。最大会派の自民

2013 記者ノート

「妻の死 無駄にしない」

千葉市の肺がん検診で医師ががんを見落としたために手遅れとなり、当時60歳の女性が2007年に死亡していたことを報じたのは4月だった。「特に問題がないというふうに認識をしている」。定例記者会見で熊谷俊人市長がそう発言したと聞き、耳を疑った。遺族の夫(67)へのお悔やみの言葉などはなかったという。

記事では、女性が05年と06年のX線検査でがんを見落とされたのに、市が事故調査特別委員会を設置しなかった点を指摘した。市幹部は会見で「X線検査の結果記入欄を増やして医師2人の診断を求めるなど、再発防止策を講じた」などと「解決済み」を強調。原因は「医師の見落とし」と繰り返し、それ以上の説明はなかった。

では、なぜ見落とされたのか。市幹部は「医療機関と遺族の和解で決着し、(医療機関側から経緯を)言ってもいいとは言われていない」と拒んだ。夫が和解に応じたのは「医療機関がミスを認めるという条件で和解することで、市に真摯に対応してほしかった」からだが、市は情報を閉ざす口実にしてしまった。

9月の市議会。最大会派の自民党の市議が問題を取り上げ、「再発防止のためには原因を洗い出すことが肝要」とただしたが、市側は従来の説明でやり過ごした。遺族の対応より、検診を担う医療機関側への配慮が優先しているように感じられてならなかった。

今後、夫は「妻の死を無駄にしたくない」と体験を本にするという。刊行されたら、行政や医療に関わる人に一読を勧めたい。　【田中裕之】

2013（昭和25）年12月6日、毎日新聞（27面）

党の市議が問題を取り上げ、「再発防止のためには原因を洗い出すことが肝要」とただしたが、市側は従来の説明でやり過ごした。遺族の対応より検診を担う医療機関側への配慮が優先しているように感じられてならなかった。

今後、夫は「妻の死を無駄にしたくない」と体験を本にするという、刊行されたら、行政や医療に関わる人に一読を勧めたい。（田中裕之）

◎千葉市発行の「基本健康診査　受診記録票」と「カルテ」対照一覧表

この記事を読んで意外に思ったことは千葉市の熊谷市長が「特に問題がないというふうに認識している」という件でした。これだけ問題のある医療過誤事故を本当に問題がないと思っていらっしゃるのでしょうか。

もし本当に問題がないと思っていらっしゃるのであれば、千葉市の基本健康診査で第二、第三の被害者の出てくる確率は非常に高いと思います。なぜならば真の事故原因もわからずに対策も不十分なままに実施していれば同じような事故が起こって当たり前のことです。そして強く感じることは、市長としての問題意識が低すぎるということです。

特に問題がないのか、あるのかについては、もう一点わかりやすく、千葉市発行の「基本健康診査　受診記録票」と「カルテ」対照一覧表を掲載してみます（後頁）。比較してみてください。

◎「特に問題がない」本当にそうでしょうか

特に問題がないような一覧表でしょうか。「千葉市発行の基本健康診査　受診記録票」がカルテと同じように「異常あり」だったら妻は死なずに助かったのです。なぜこのような虚偽記載をしたのでしょうか。この原因はわかっているのですか。他の受診者にはこのようなことはなかったのでしょうか。事故調査委を設置して調べてみたのでしょうか。対策は講じたのでしょうか。

被害者が私の妻ではなく、市長の奥様であっても、これは何の問題もない。これでいいのだと認識されるのでしょうか。やがて奥様は手遅れとなってお亡くなりになってもですか。

◎多くの方の意見――「問題あり」

この対照一覧表を見ると、だれもがビックリします。ビックリしない人はいません。そしてこれは大きな問題だと言います。

「なんでこんなことを、本当に行政(千葉市)がやったのか、信じられない」「なぜこんなことをやったのか、原因は明確になっているのか、再発防止策は講じているのか」「今でもこんなことをやっているのか」との声がしきりにあがっていました。

見ておわかりのように、カルテには陰影があって昨年より大きくなっていると書かれていいま

診記録票」対照一覧表

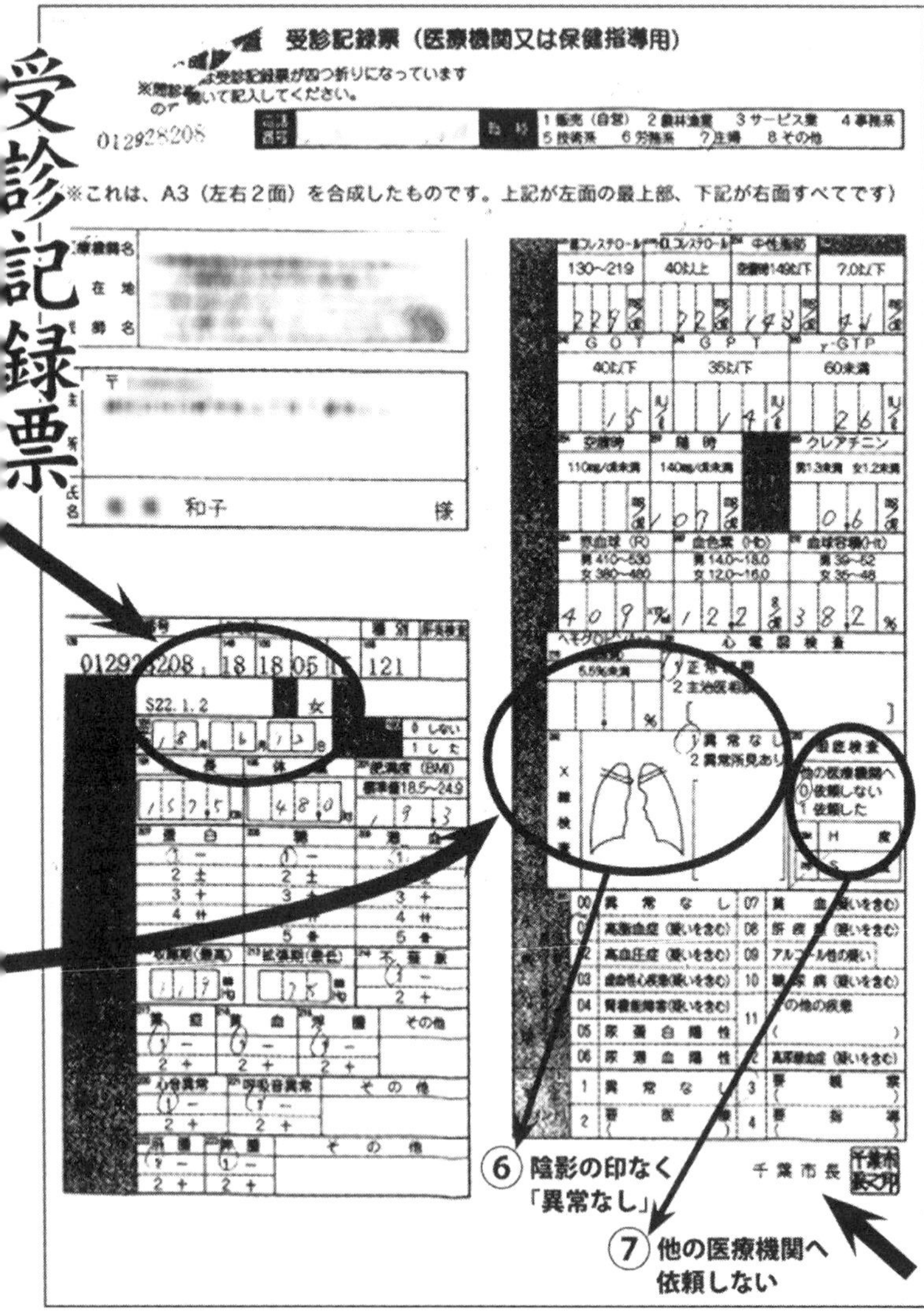
受診記録票
受診記録票（医療機関又は保健指導用）
※この受診記録票が四つ折りになっています
開いて記入してください。
012928208
1 販売（自営）　2 農林漁業　3 サービス業　4 事務系
5 技術系　6 労務系　7 主婦　8 その他
※これは、A3（左右２面）を合成したものです。上記が左面の最上部、下記が右面すべてです）
和子　様
0129 8208　18　18 05　121
S22. 1. 2　女
0 しない
1 した
157.5　48.0
肥満度（BMI）
標準値18.5〜24.9
19.3
1 −
2 ±
3 +
4 卄
5 冊
その他
その他
その他
130〜219
40以上
空腹時149以下
7.0以下
229
148
GOT
GPT
γ-GTP
40以下
35以下
60未満
15
14
26
クレアチニン
110mg/dl未満
140mg/dl未満
男1.3未満　女1.2未満
107
0.6
赤血球（R）
血色素（Hb）
男 410〜530
女 380〜480
男 14.0〜18.0
女 12.0〜16.0
男 39〜52
女 35〜48
409
12.2
38.2
5.5%未満
心電図検査
1 正常
2 主治医判断
1 異常なし
2 異常所見あり
X線検査
精密検査
他の医療機関へ
0 依頼しない
1 依頼した
00 異常なし
01 高脂血症（疑いを含む）
02 高血圧症（疑いを含む）
03 虚血性心疾患（疑いを含む）
04 腎機能障害（疑いを含む）
05 尿蛋白陽性
06 尿潜血陽性
07 貧血（疑いを含む）
08 肝疾患（疑いを含む）
09 アルコール性の疑い
10 糖尿病（疑いを含む）
11 その他の疾患
12 高尿酸血症（疑いを含む）
1 異常なし
2 要医療
3 要観察
4 要指導
千葉市長
千葉市長之印
⑥ 陰影の印なく
「異常なし」
⑦ 他の医療機関へ
依頼しない

「カルテ」と「基本健康診

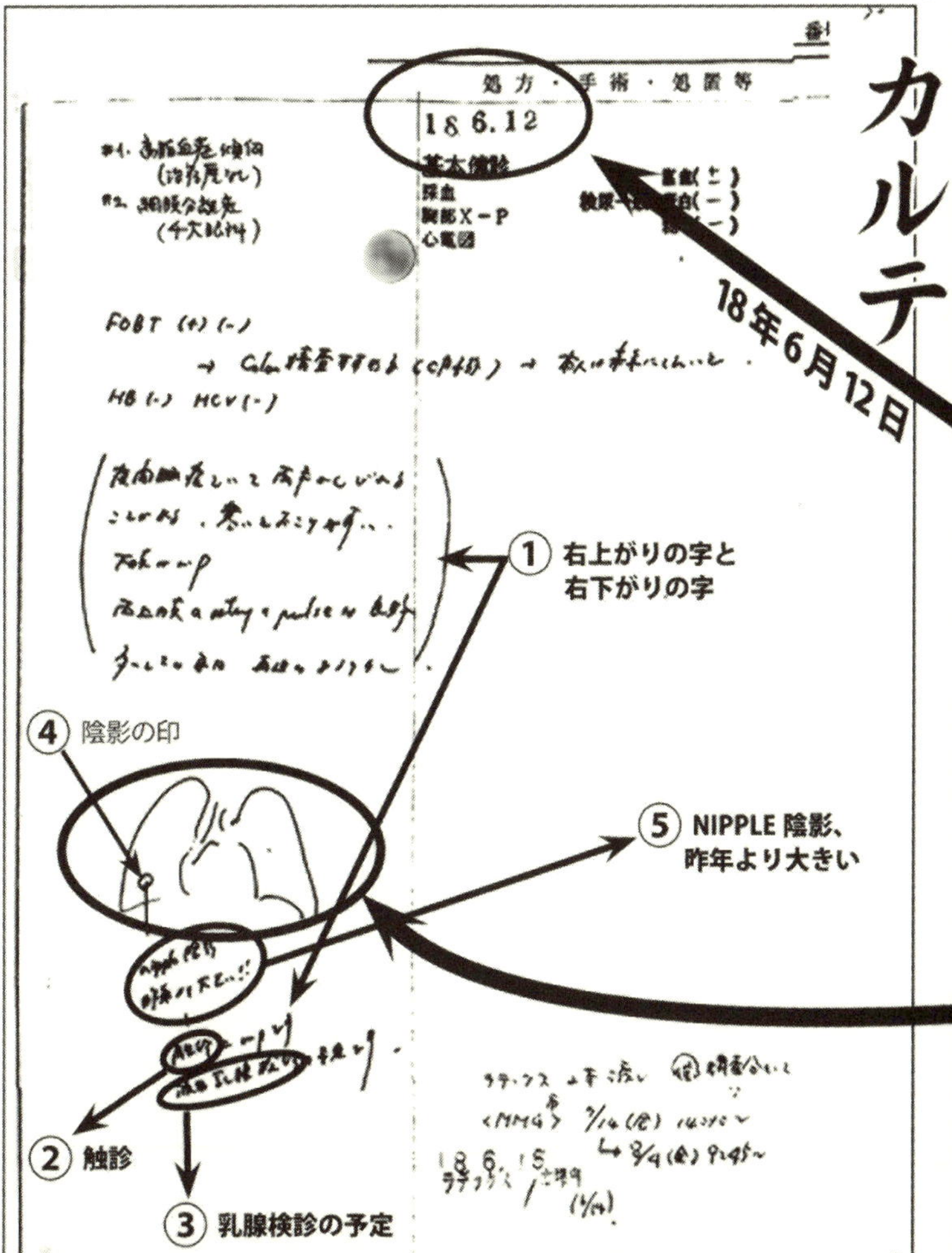

左のカルテには、陰影が昨年より大きくなっていると明確に記されているが、医師は患者にこの事実を伝えず、「異常なし」と受診記録票に記述した。

す。同年同月同日の千葉市発行の受診記録票には、陰影の印もなければ、異常ありとも書かれていません。異常なしです。

受診者に渡される書類がカルテであったら、異常に気が付いて治療ができ、命は助かったはずです。しかし残念ながら受診者に渡される書類は、カルテではありません。異常があるのに、異常なしと記載された「受診記録票」だったのです。

◎妻の医療過誤死の最大原因。千葉市発行の「基本健康診査　受診記録票」

「百聞は一見に如かず」です。千葉市は今まで口だけで対処してきています。口はうそも真実も言うことができます。でも目は正直です。真実を見ます。私の目がおかしいのか、千葉市の口がおかしいのか判断していただけないでしょうか。

ただその目もうその報告が書かれていたら、そのうそを信じてしまいます。民間や悪徳業者の書類であったら、慎重になり注意もします。簡単にだまされるようなことはありません。しかし医者や行政、千葉市を疑うことはしません。それを逆手に取って純真な市民を欺いていたとしたら実に酷いことです。

この一覧表を見て「特に問題がないと認識している」のでしょうか。考えられない問題意識です。市長さん、よく目を開けて一覧表を見てください。無責任すぎます。千葉市長の印も押されています。

私達は千葉市が発行した基本健康診査　受診記録票を信じてしまったために、妻は亡くなったのです。妻が医療過誤で亡くなった最大の原因は、基本健康診査　受診記録票です。

＊

【千葉市、熊谷市長への質問】

【質問の1】 損害賠償金は千葉市が支払ったのですか、それともクリニックなのでしょうか。

老人事業契約書、第六章「事故の責任第22条によれば、**事故の処理及びすべての賠償は、甲（千葉市）の責任に負いてこれを行う。丙（クリニック）は故意又は重大な過失がない限り責任を負わないとする**」と明記されています。

千葉市はＡＤＲ（和解）の場へ参加すら拒否しました。拒否したのは事故調査特別委員会を設置して事故原因が究明されたくなかったのと、クリニックに故意又は重大な過失があると判断したから欠席したのではないでしょうか。そこで契約に従って、損害賠償金は千葉市ではなく、クリニックが責任を負って支払いました。故意又は重大な過失は「特に問題がないと認識している」と見過ごしていい問題でしょうか。

クリニックが支払いをしたということは相当大きな重大な医療過誤があったということです。故意又は重大事故であるゆえに本来は千葉市に責任があり、千葉市が損害賠償金を支払わなくてはいけないのだが、クリニックが支払ったのです。私は千葉市の決算書、平成22年度、23年度を調べてみましたが、千葉市が支払った形跡はありませんでした。間違いなく「特に問題がある重大事故」が起きたのです。認識を改めてください。

認識を改められましたら今からでも遅くはありません。事故調査委員会を設置して、できる範囲内で真の事故原因を究明し、真の再発防止策を講じ、公表してください。

【質問の2】 本当に「特に問題がない」と信じているなら、なぜ個人情報開示請求をした時、必要な情報をすべて黒のベタ塗りにして隠したのですか。問題がなければ隠す必要はありません。

問題があって見られたくなかったから隠した、ということですよね。問題がなければ黒く塗りつぶした所に、何が書かれているのか開示してください（参照：第13章）

【質問の3】 市幹部は会見で「X線検査の結果記入欄を増やして医師2人の診断を求めるなど、再発防止策を講じた」などと「解決済」を強調した。本当なのでしょうか。

＊

この件については、「第16章　健康診査マニュアルによれば」を参照してください。

これで本当に解決済なのでしょうか。妻が死亡した最大原因の一つは前述しましたが、千葉市が発行した「基本健康診査　受診記録票」です。この受診記録票にだまされたのです。受診記録票がたとえ虚偽記載のカルテであっても、カルテと同じように記録されていれば、妻は8年後のこん日でも生きていた可能性は強かったのです。

千葉市は自分達が発行したこの基本健康診査　受診記録票の虚偽記載に一言も触れていません。再発防止策は講じたのですか。原因は？　市民を守るべく公務員がなぜこのようなことをしたのですか。

この医療過誤事故は実に奥が深いものです。多くの原因が複合的に重なっておきたのです。**この程度の再発防止策で「解決済」等とんでもない話です。**小川市議が一般質問で「再発防止には原因を洗い出すことが肝要」と質問されていました。原因をすべて洗い出した上で再発防止策を講じられたのですか。その上での解決済ということでしょうか。解決済どころか、一歩踏み出しただけで終わっていると思います。この本をよく読んで、真の原因究明をして、真の再発防止策を講じてください。

◎これが真実です

「妻は千葉市が発行した『基本健康診査　受診記録票』に、異常陰影（がん）があることがわかっていたのに、異常なし、と虚偽記載されていたため手遅れとなって死亡しました」これが真実です。

公表されたらいかがでしょうか。住民に知らせるべきではないでしょうか。今でも虚偽記載をしているのでしょうか。再発防止策は講じられていません。一言もこの件については触れられてもいません（参照：カルテと受診記録票対照一覧表）。

◎どうしてもぬぐいきれない疑問（千葉市、行政編）

千葉市はなぜ契約書には「医療過誤が起こった時には事故調査特別委員会を設置して原因究明、再発防止策を講じなくてはならない」と明記されているのにやらないのでしょうか。

まさかと思いますが、事故調を開かないのは、契約書23条と自分達（千葉市の職員）は職場で健康診断をしているから、今回事故の起こった基本健康診査とは関係ないと思っているからなのでしょうか。「公僕は公明正大、中立」であってほしいものです。

◎疑問の一「老人保健事業契約書、第23条」

第23条には「第20条における事故に関連して丙が医業上の損害を被った場合は、甲は、**その損害を補償し、又は、そのおそれのあるときは、防止するための措置を講ずるものとする。**」

まさか事故調査特別委員会を設置しないのはクリニックや千葉市が損害を被るおそれがあるの

で、それを**防止するための措置として、事故調の設置をかたくなに拒否しているのですか。**市民にとって最後の砦（とりで）である行政、千葉市がそうであれば市民の安心、安全は誰が守るのでしょうか。

他の条項はことごとく破りながら、なぜ23条「防止するための措置を講ずるものとする」だけはかたくなに守るのでしょうか。わかりません。

◎疑問の二、真逆の判定「千葉市保険所の判定と厚生労働省、東京都の判定」

私が千葉市保険所にクリニックに立ち入り調査を要望したところ、保険所からの回答は「医療法に定めがないためできません」でした。私はこの回答を今の今まで疑うこともありませんでした。

ところが千葉市保険所の回答に反して厚生労働省そして東京都の判断は、毎日新聞26年11月15日の記事によれば「厚生労働省は今後必要があれば（群馬大学病院）**医療法に基づく立ち入り調査を行う方針だ**」。日本経済新聞も「厚労省本省で詳しく事情を聴き～**医療法に基づく立ち入り検査も必要に応じて検討する**」としています。更に毎日新聞12月17日の記事では「厚労省と東京都は6月同病院（東京女子医大）の安全管理体制を確認するため、**医療法に基づく立ち入り調査を実施**」とあります。

これらの記事と厚生労働省が医療法に基づき立ち入り調査を実施したことにより、千葉市保健所の回答「**医療法に定めがないためできない**」は間違いであることがよくわかっていただけると思います。
なぜ千葉市保健所はこのような回答を出したのでしょうか。

◎疑問の三、「千葉市発行の基本健康診査　受診記録票の虚偽記載。原因究明と再発防止策は万全なのでしょうか」

妻和子が亡くなった最大原因の一つが「受診記録票」でした。カルテと受診記録票が一致となっていれば死なずにすんだのです。**カルテは「×異常有り」、受診記録票は「〇異常なし」です。なぜこのようなことになったのか、原因究明はしたのでしょうか。そして二度と起こさないための再発防止策は講じられたのでしょうか。原因は何であったのか、どのような再発防止策を講じられたのか、マスコミを通じて市民に教えてください。**

市民はカルテに何が書かれているのか知ることはできません。診断とカルテ、受診記録票が同じであることがとっても大事なことなのです。診断とカルテに書かれていることが違う。カルテに書かれていることと受診記録票に書かれていることが違う。

すべてがバラバラ、いい加減な診断、いい加減なカルテ、いい加減な受診記録票、いい加減な千葉市の基本健康診査によって妻は亡くなったのです。第二第三の犠牲者を出す前に確たる原因究明、再発防止策をとってください。それが市民を守る公僕である千葉市の役割です。

◎疑問の四、なぜ千葉市は「事故調査特別委員会」を設置しない理由を、ころころと変えるのでしょうか

理由の1、「警察が介入したから」できなかった、というのが最初でした。事故調査特別委員会を設置しない理由は、私が設置依頼してから8カ月後に刑事事件となったことが口実でした。それまでの8カ月間、委員会は設置されず放置されていたにもかかわらずです。

理由の2、「和解したから」しなかった、というのが次の理由でした。千葉市がＡＤＲの参加要請を拒否したにもかかわらずです。

理由の3、「今回は**原因が明確で、チェック態勢を強化するなど再発防止策を進めてきたため、委員会を設置する必要はない**と考えている」というのがつぎの理由でした。この件はＮＨＫニュース（ウェブ）でも現在確認できます。警察が一年以上かけて捜査した医療過誤事件です。原因が単純で明解なのになぜこれだけの時間と費用をかけたのでしょうか。原因が明確とのことですが、この本に書かれている、裏に隠された要因は、すべて把握した上で、再発防止策を講じられたのでしょうか。

理由の4、あげくの果ては、**「特に問題がないと思っている」**から必要ないという理由が明らかになりました。これは毎日新聞記者が定例記者会見で、千葉市市長、熊谷氏の発言として報道したものです（第16章「記者ノート」参照）。これが本音なのでしょうか。さみしいことです。恥ずかしいことです。ならば、なぜ最初から「特に問題がないと思っている」と回答しなかったのでしょうか。

なぜ千葉市の担当者は、訪問した私と話をするために、私を建物の奥のひっそりとした場所まで連れて行く必要があったのでしょうか。

なぜ千葉市は、ＡＤＲに参加して「特に問題がないと思っている」から事故調査特別委員会は開く必要がないと説明しなかったのでしょうか。

なぜ特に問題がないと思われる医療過誤に、警察が動いたのです。特に問題がなければ警察が税金を使ってまで捜査に入るはずはありません。

なぜ特に問題がないと思われる医療過誤に、医療機関が損害賠償金を支払ったのですか（熊谷市長への質問1、参照）。

市長さん、特に問題がないのではなく、特別に、故意、または重大な問題があったゆえに、本来は千葉市が負担すべきものを医療機関が支払った、ということではないでしょうか。

人の命を大事にしない人、問題を問題として捉えることのできない人。高齢者にやさしくない人には、市長になってほしくないものです。

疑問の三の千葉市発行の「基本健康診査　受診記録票」の命にかかわる虚偽記載、これも特に問題はないのですか？　驚くべき見解です。

この原因と対策はされているでしょうか。カルテの改ざんは？　なぜこのようなことをしたのでしょうか。すべてが明確になっているのでしょうか。行政責任は、「再発防止」です。

必要なことは、なぜこのようなことをしたのか、思考分析力を深く深くして「ハインリッヒの法則」に基づいて真の原因を糾明し、真の再発防止策を講じることです。

千葉市および関係者は、この医療過誤事故の真相がわかっていません。真相を究明するためには、「事故調査特別委員会」の設置が医療界のためにも国民のためにも必要なのです。

委員会を設置できない理由に頭を使うのではなく、委員会を設置するには、どうしたらいいかに頭を使ってください。

◇ハインリッヒの法則

1：29：300……1件の重大事故の裏には29件の重大事故一歩手前の事故があり、その裏には300件のニアミスがあるとされています（一般社会のあらゆる安全管理の場で応用されているものです）。基本健康診査ではニアミスでさえ命取りになるのです。

第18章　次から次へと起きる異常すぎる「医療過誤？事件」――リピーター医師の暗躍

◎異常な医療事件の数々

「千葉県がんセンター」、「東京女子医大病院」、「町田市のあけぼの病院」そして「群馬大学病院」と次から次へと医療過誤とは呼べないような、異常な医療事件が起きています。

完全に医療という名を借りた殺人と断言できる事件もあります。町田市のあけぼの病院の医師のように人を殺すと言う意識があればまだよいですが、こわいのは人を殺すことになるかもしれないという意識がないままやっていた多数の医療関係者です。

この方達は流れに流され人格が犯され、善悪の判断ができなくなっているのです。意識して人を殺そうとした医師より危険なことです。流れに流されている医療界の方は自分の意志で止めることができなくなっているからです。それと人数が多いのです。医療界はどうなっていくのでしょうか。

医療過誤だけではなく、製薬会社「ノバルティスファーマ」と「医学界」の不正。医療法人「明日会」は架空診療請求事件等を起こしています。これらの事件はこの本を執筆しているわずか数か月間のことであり、隠されている事件が数倍以上あると思います。氷山の一角にしかすぎないと考えるべきです。注意してください。医療過誤も不正も常習性が強いようです。

◎黙っていたらわからない『医療過誤』

多くの医療過誤は「医療関係者が黙っていたら、それが自然死なのか、異常死なのか、わからない」という現実をこれらの事故は如実に教えてくれました。３年前、５年前に亡くなった人達の死が自然死ではなく、医療過誤による異常死であったことが判明したのです。

遺族の方達はこの事実をどのような思いで受け止めたことでしょう。異常死でありながら医療関係者が黙っていたため、わからずに水面下に沈んでいった異常死がどのくらいあるのでしょうか。届け出ていない、というより隠している医療過誤が沢山あると推測できます。

千葉県がんセンターの医療過誤が報道されたのは26年春です。それがキッカケとなり、東京女子医大病院も重い腰を上げ、事故を届け出たと思います。がんセンターの報道がなかったら届け出はもっと先になり、事故は増え続けていたのではないでしょうか。

群馬大学病院でも、この報道に接していました。ところが、事故の届け出は、22年以来数拾件の医療過誤があったにもかかわらずありませんでした。詳しいことはわかりませんが、千葉県がんセンターや東京女子医大の報道があった後でも群馬大学病院は腹腔鏡手術をして死亡事故を増やしていたのでしょうか。教えていただけないでしょうか。

もしそうであれば人の命を軽視しすぎています。組織のトップ、上層部の総入れ替えをしないと安全、安心できる組織はできません。頭が考え指示します。その頭が腐っていたら、良い考えは浮かばず、良い指示等できません。そのため18名もの医療過誤による死者を出しながら4年もの間隠し通してきたのです。**「隠し通してもよい」という暗黙の指示は、良い指示ではありません。「医療過誤はすべて24時間以内に届け出ろ」「説明責任はしっかりとしろ」、その前に「安全第一でやれ」という強い指示が必要なのです。**

この指示がなければ「事故があっても届け出なくてもよい。隠してもよい」というように解釈する人もいるのです。強い指示を出さなかった。その結果、28名もの方がお亡くなりになるような大量死亡事故となったのです。

◎医療過誤最大の犠牲者『遺児』

医師が患者を医療過誤で死亡させても、その事実を隠しておくと、残された遺族の方が補償を受けられず路頭に迷うことになります。二重三重に遺族を苦しめることになるのです。このことをよくわかってください。

医療関係者は医療過誤を起こした時は、速やかに届け出てください。担当の医師が届け出なかったら、看護師さんなり別の医師が届け出てください。

医の世界は一人ではできません。必ず複数の人間が現場に立ち会っています。医療過誤は間違いなく、事故を起こした当初からわかっているのです。届け出ていないだけです。組織ぐるみで隠蔽しているのです。

本来であれば医療過誤は隠すことのできない世界なのです。誰かが知っています。知っていても隠しているから分からないだけです。あなた方が仲間をかばうために、よかれと思ってやっていることは、医療過誤で亡くなった死者だけではなく、多くの人達を奈落の底に突き落としているのです。

特に遺児達の将来を考えてみてください。あなた方は遺児を真っ暗な出口の細いトンネルの中に閉じ込めてしまうのです。

現代の日本は格差社会に入っています。親を亡くした遺児達は満足な教育を受けることもできずに、そのまま社会に放り出されます。低学歴の人が高収入の職につくことはなかなかできません。

低収入、低学歴、条件の悪い職業（非正規雇用、契約社員、アルバイトでの生計）、この貧困の世界から脱却することは至難の技です。勉強したくてもお金がありません。ますます格差がついてきて、子々孫々にまで影響が出てきます。

低収入↓低学歴↓条件の悪い職業（低収入）↓低学歴↓低収入のサイクルのスラム現象に入り込んでいきます。これも親が医療過誤で亡くなったことを隠されたために、補償を受けることができなかった所為(せい)です。

自分達が良ければ、患者のことなど関係ない。残された遺族がどうなろうと、私達には関係ないという発想はやめてください。あなた方が医療過誤で亡くなったことを隠したばかりに、多くの遺族が不幸になっているのです。

残された遺族のためにも、医療過誤を起こした時は速やかに声をあげて、助けてあげてください。充分なる補償をしてあげて、充分なる教育を遺児達が受けられるようにしてあげてください。遺族を路頭に迷わないようにしてあげてください。それが人助けを目的とする医師の仕事の一つ(ひと)です。

東京女子医大病院、千葉県がんセンター、群馬大学病院、ここにきて、次から次へと医療過誤・事故が発覚しました。残された遺族・遺児の方達は、今どうされているのでしょうか。補償は受けられたのでしょうか。

他にもまだ隠している医療機関があるのではないでしょうか。医療過誤を隠している医療機関は、内部告発をしてください。医師の方達の心が変わらないと、いつまでたっても不幸な遺族が増えるばかりです。

医療過誤最大の犠牲者・無力な『遺児』はもっともっと社会問題にしなくてはいけないと強く感じます。交通事故の遺児はすべて補償を受けられますが、医師の手によって親を亡くされた遺児は、今度は非良心的な医師の手によって、医療過誤を隠されたため補償を受けることはできません。このようなことでいいのでしょうか。

非良心的な行為をする医師達を、どうやったら変えることができるのでしょうか。弱い遺族や遺児のために、良心のある医師の方達、医療過誤を隠さないように立ち上がってください。

お願いします。

この、たった数カ月で発覚した異常な医療過誤は、次のとおりです。

◎その1――2014年「千葉県がんセンター」で手術ミスで9人もの患者が死亡。内部告発受けるが受理せず（医療過誤を繰り返すリピーター医師）

医師の手術ミス、原因は技能的なものであり、他の原因はないと思われるかも知れませんが、組織的な問題が非情に強いと思います。何回もの手術ミスを許す組織、内部告発を排除する組織、その組織に甘えて（心）の医療過誤だと思います。組織を抜本的に改革していかないと、また医療過誤を起こします。

医療者は医療過誤を起こしても問題にならない、許される、センターや医師会が守ってくれる。手術をすれば金が入る（千葉県がんセンターでは患者より医師に対して謝礼の習慣がありました。これも一因かと思っています）。先生、先生とあがめられている内に、自分自身を見失ってしまうのです。自分の手術ミスで患者を死亡させても罪悪感を感じなくなっているのです。

がんセンターの旧態依然たる経営体質は目に余るものがありました。私の友人も医療過誤？によって２０１１年12月13日亡くなりました。友人が亡くなる前２０１１年11月18日、友人と弁護士を訪ねがんセンターを医療過誤で訴えることにしました。ところが友人が亡くなったためこの話は消えてしまいました。

あの時点で友人のことが明るみに出ていたら、今回医療過誤を起こした医師もセンターも注意して手術を行い、医療被害者は出なかったのではないかと考えると悔やまれてなりません。

私の友人の医療過誤死？は表に出ることはありませんでした。生前友人は私に「あいつ等は俺が死ぬのを待っていやがる」と言っていました。死人に口無です。

弁護士の所へ行くまでに何回となくがんセンターと話し合いの場を持ちましたが結論は出ませんでした。がんセンターの担当者より「これ以上は私にはどうすることもできません。裁判しか……」と言われました。

私の友人のような事例は全国各地の医療機関に沢山あると思います。

◎その2――2014年6月「東京女子医大病院」禁止薬を小児に与えて12人死亡（医療過誤を繰り返すリピーター医師）

東京女子医大病院では小さな子に、命を落とす危険性がわかっている禁止薬を使い続けてきたのです。医療過誤の被害者（死者）が出た後も使い続け合計12名の夢も希望もある前途の明るい子供達を殺したのです（この後に判明したことですが、全国各地の病院で同じ禁止薬を子どもに使用していたそうです。医療過誤でお亡くなりになった子どもはいなかったでしょうか。それとも亡くなった子どもは東京女子医大病院が当初していたように禁止薬による死であることを隠し自然死、病死として扱われたのでしょうか。調査したほうがよさそうです）。

病院の医師、看護師、スタッフ達は知っていて知らないふり、見ていても見ぬふりをしていたのでしょうか。もしそうであったら病院の関係者全員が腐りきっています。自分の子どもだったら禁止されている薬を使うでしょうか。死ぬかも知れないとわかっていて、そのことを言わずに、その薬を他人様の子どもに使い、命を奪う等できないことです。

千葉県がんセンターでは内部告発により明るみに出ましたが、東京女子医大病院では5年間内部告発すらありませんでした。最初の時点で発覚し公表していれば次からの事故はなく、11名の子ども達の命は助かったのです。

【腐りきった体質の東京女子医大病院】

Ａｐｐｅｎｄｉｘの「医療過誤刑事・行政処分一覧表」（全国１２０件）によれば、東京女子医大病院では平成16年（２００４）と平成17年にも医療過誤を起こしています。

東京女子医大病院は過去の教訓を生かすことができないのです。自浄能力がありません。組織の体質が腐っているのです。早急に腐った部位にメスを入れないと第二第三の幼い子どもの犠牲者がでてきます。

16年度のカルテ改ざん事件の犠牲者も17年度の人工心肺事件の犠牲者も12歳の子ども２人です。医療過誤で死んでいるのはしっかりした判断力のない「子どもばかり、14名です」。異常を感じませんか。

何があるのでしょうか。偶然とばかりは言えません。徹底して調査すべきだと思います。事故を起こす病院は繰り返します。毎年のように医療過誤で子どもが死んでいるのです。この他にも医療過誤であっても自然死、病死として扱われた無数の人達がいるのではないでしょうか。

◎その３——２０１４年６月、町田市（東京都）の「医療法人社団法人三友会あけぼの第二クリニック」の所長で内科医の橋爪医師が、透析患者のチューブを抜き、血液を逆流させて殺しを謀る（リピーター医師か？）

「誰でもよかった。殺したかった」と警察の取り調べで答えたそうです。

　このような医師に当たった場合、私達はどうしたらいいのでしょう。

　このあけぼの病院では2010年6月にも、人工透析を受けていた女性患者のチューブが抜け大量出血で死亡事故を起こしています。

「警視庁は、業務上過失致死容疑で看護師を書類送検した。橋爪容疑者はこの時、女性の死亡確認をしていた。――神奈川新聞」

　この医療過誤の時、事故調査委員会を開いていたら、おそらく無実の看護師を救えたのではないでしょうか。

　看護師は女性患者がチューブを抜かれて死んだ時も言いたいことも言えずに、罪をかぶされて警察の事情聴取を受けたのではないでしょうか。警察も看護師も今回のように医師が故意にチューブを抜く等とは思いもしません。今回は未遂に終わりましたが完遂していたらどうだったのでしょうか。

　医師と看護師のどちらのほうの立場が強いでしょうか。医師が疑われることはなく、また看護師に責任がおしつけられたのではないでしょうか。誰も医師が患者を殺そう等とは考えもしません。でもこれからは考えなくてはいけないのでしょうか。

　死ぬのがわかっていてチューブを抜いた、死ぬのがわかっていて異常陰影を教えなかった。このような医師がいるということを肝に命じておくべきです。

この病院でも、水面下の医療過誤が沢山あるように思います。個人だけの問題ではなく、組織の問題（経営）が強いと思います。

最初の事故から4年間たっています。この間形を変えた事故はなかったのでしょうか。一種の癖ですから、同じようなことをしていたと推察するのが正しいかと思います。

お亡くなりになった（殺された？）女性の遺族の方も、今回の事故で殺されかかった患者の方も、透析をこれからも受けなくてはならないから病院と争うことはできないとか、今さら等と思わずに民事、刑事で訴えるべきです。それをしないといつまでたっても医療過誤はなくなりません。

これだけ異常な事故でありながら、マスコミの報道はプッツリと切れています。なぜでしょうか。警鐘のためにも後追い記事をお願いしたいものです。

◎その4——2014年11月「群馬大学病院」で腹腔鏡手術で8人死亡（医療過誤を繰り返すリピーター医師）

腹腔鏡手術は院内の倫理審査を受ける必要があったが、この医師は申請をしていなかった。無許可での手術であった。

この腹腔鏡手術による死者が最初に出たのは2010年で今から4年前です。4年前に「事故調査委員会」を開いて、事故原因の究明、対策を講じていれば、その後お亡くなりになった方達は助かっていた可能性が非常に高いのです。

① なぜ倫理審査を受けずに、一例ではなく110名の方達の腹腔鏡手術をすることができたのでしょうか。
② 倫理審査を受けずに手術等をした場合の罰則はあるのでしょうか。
③ 群馬大学病院ではあらゆる規則が周知徹底されていないのでしょうか。
④ なぜ今まで4年間の間、この医療過誤のことが表に出てこなかったのでしょうか。かん口令でも敷いていたのですか。それとも内部の不祥事は外部に漏らさないという暗黙の了解の元ですか（参照：第7章「医療過誤を起こす医療機関の共通要因」）。
⑤ 医療関係者はこの医療過誤に気が付いていて言はなかったのではないかと推察いたします。違いますでしょうか。これだけの大きな事故。院内の噂になっていないはずはないと思います。医は一人ではできません。
⑥ 頭のいい医療関係者が倫理審査を受けなくてはいけないということは、充分承知していたことと思います。なぜ倫理審査を受けないで手術をしたのでしょうか。
⑦ **上層部（経営陣）としては倫理審査を受けずに手術していたことは知らなかった、ですまされる問題ではありません。それでは上層部としての能力の欠如、失格です。**
⑧ 腹腔鏡手術は死亡率が高く、危険な手術で許可されないということがわかっていたから申

請しなかったのでしょうか。

⑨　裏を返せば死ぬ確率が高い手術を、何も説明せずに自分のために患者をモルモットにして死に至らしめたということになります。

⑩　10年12月から今年6月までに手術をした92例のうち、8人が死亡。死亡率9％。この数値は異常すぎるくらいの異常な数値です。なぜ今までわからなかったのでしょうか。わからないわけはありません。

⑪　そこには反省の一カケラもない驕り高ぶった医師の姿が見え隠れしているようです。人命の軽視もいいところです。反省をし人命を尊重していたらこれだけ多くの人を死なせていません。

⑫　この医師による腹腔鏡手術による死亡率は約10％、10人に1人が死亡しています。この事実を医者は患者に説明していたのでしょうか。

⑬　患者には死亡率のことを話もせずにモルモットのように扱っていたのでしょうか。

⑭　群馬大学病院は規則があって無いかのごとくの無法地帯といえるのではないでしょうか。

⑮　一医師の問題ではなく、このような医師を誕生させた群馬大学病院の組織自体に重大なる欠陥があると捉えるべきです。上層部に責任があると思います。組織としての機能、大切な人を守る病院としての意識の低さ、管理体制が欠如しすぎています。前記三例のケースも異常ですが、群馬大学病院のケースは「超異常」な医療過誤です。1人の医師が、過去

５年間で18人を死亡させています。

◎その５——２０１４年12月、「群馬大学病院」開腹手術でも10人死亡と報道される（医療過誤を繰り返すリピーター医師）

①　過去５年間で84人手術、10人が死亡。死亡率12％、腹腔鏡手術と同じ医師が手術。計19人、年間約４人の人を死（殺す）に至らしめている。

②　**群馬医大病院の上層部（経営陣）の意識の無さ、管理能力の低さ、組織としての機能の欠如が、このような重大事故につながったのです。**調査委員会でこれら項目もよく調べて原因究明して対策、再発防止策を講じてください。

これらは群馬大学病院に限らず千葉県ガンセンター、東京女子医大病院、町田市のあけぼの病院等、**事故を起こす病院の共通要因**かと思います（参考：第７章の「医療過誤を起こす医療機関の共通要因」）。

医療界より医療過誤を繰り返す「リピーター医師」を永久に追放してください。

第19章　医療過誤の遺族の素朴な疑問――厚生労働省へ10の質問とお願い

◎医療過誤の死者数と交通事故の死者数。

交通事故で一年間に亡くなる人の数は平成23（2011）年度4663人。24（2012）年度4411人。25（2013）年度4373人となっています（全日本交通安全協会）。

医療過誤で亡くなる人の数は、交通事故で死ぬ人の数よりはるかに多いと思われます。ところが医療過誤の死者数は正確に把握されていません。医療過誤で亡くなられた人の数が正確に出ない。あるいは出さないということは大きな問題だと思います。

交通事故による死者数は一人の事故死者も漏らさずに統計されています。事故原因も把握されていて、具体的対策が取りやすくなっています。例えば飲酒運転による事故死が多いとわかれば取り締まりや罰則を強化して改善させることができます。また都道府県県別に統計されているので交通事故死の多い都道府県には警鐘を与えることができます。心理的効果もあり全員が気を付けるようになってきます。

医療過誤の死者は厚生労働省によると、「医療行為に伴う『予期せぬ死亡事故』は年間1300〜2000件と推察される」とあります。正確な数値ではありません。推計です。700件もの差があります。

なぜ日本の国では他の数値は正確に出すことができるのに、医療過誤の死者数だけ、非文明国のように出すことができないのでしょうか。さらに予期せぬ死亡事故、異常死の定義は何なのでしょうか。明確になっていないように思います。

例をあげてみます。「東京女子医大病院」で禁止鎮静剤を投与された2歳の子どもが亡くなりましたが、死因は「自然死、病死」です。予期せぬ死亡事故、これがくせものです。千葉県がんセンターの死亡事故も同様に、自然死として扱われ予期せぬ死亡事故には含まれなかったものと推察されます。

なぜかは異常死であったら、マスコミがその時点で報道しています。報道さえしていればその後の医療過誤死はなかったと思います。異常死とは何なのか、厚労省は定義を明確化し公表すべきです。異常死の場合はマスコミに伝え報道させることです。報道するだけで連続による異常死はなくなります。

公表しないことによって医療過誤事故死を増やしているのです。厚生労働省は医療過誤を減らさなくてはいけないのにその逆をやっているのです。

医療過誤（予期せぬ死亡事故）の年間死者数を1都道府県当たり1日で出してみます。（年間死亡者数÷45都道府県÷365日）

1300人の場合では、1都道府県　1日当たり0・07人、年間では25人の人が医療過誤で亡くなっていることになります。

2000人の場合では1都道府県、1日当たり0・12人、年間では44人の人が医療過誤で亡くなっていることになります。

最近の次から次へと起こる医療過誤死、医療過誤の被害者の方達の数からすると、この数値は信じ難いものがあります。極端に少なすぎると思います。

ちなみに交通事故の死者数を同じように出してみます。3年間の平均ですと4482人となります。1都道府県、1日当たり0・27人、年間では100人の人が交通事故で亡くなっていることになります。

確かにこの数値ですと交通事故の死者数は医療過誤の死者数の2倍から4倍になります。誰もが被害の大きい交通事故の撲滅に力を入れるべきだと考えます。このような論法と数字のマジックと、もしかしたら医療界からの圧力で医療過誤死や医療問題を軽視してきたのでしょうか。

医療過誤による死亡者数を極端に低くして国民の目をそらしてきたのです。この数値にはカラクリがあります。数値は正確ではありません。すべての医療過誤の犠牲者の方達を含んでいるわけではありません。交通事故でいえば、危険運転致死傷罪による事故で亡くなった人だけを数えているようなものです。

なぜ正確な数値を出さないのでしょうか。正確な数値を出さなければ、正しい的確な対策を講じることはできません。

交通事故のように和解しようが、和解しまいが。過失があろうが、なかろうが、医療過誤で死んだ人の数を正確に把握すべきです。驚くべき数値が出てくると思います。正確な数値を把握したうえで、どう対策を講じるかです。

各都道府県ごとに死者数のランク付けをすることです。ワースト10の都道府県は公表したらいいと思います。同じように複数回、医療過誤を起こした医療法人も医師も公表することです。医療過誤は常習性がありますので必要なことと思います。

一気に医療過誤で亡くなる人は少なくなると思います。診断ミスも少なくなります。自分の腕を磨くための無駄な手術もしなくなります。私達は医師の技能向上のための練習台にはなりたくないのです。

◎医療過誤の死者数は氷山の一角

厚生労働省発表（次頁参照）の予期せぬ死亡事故、異常死者数（出所：「毎日新聞」平成26年

6月19日）を元にして、**遺族が作成した「予期せぬ死亡事故の死者数は氷山の一角」の図**を見て下さい。

厚労省が発表した予期せぬ死亡事故には、「東京女子医大病院」、「千葉県がんセンター」、「群馬大学病院」の医療過誤死（次から次へと起こる医療過誤参照）は含まれていないと思います。

予期せぬ死亡事故1件の裏には10件前後の医療過誤が隠されていると思います。さらにその裏には和解で水面下に沈んでしまった医療過誤や、マスコミが知ることのなかった、数多くの医療過誤でお亡くなりになった方達が隠されています。

裏の裏には妻のような医療過誤死も隠されています。また医療過誤で亡くなっても、カルテの改ざんや口裏合わせをされ、挙句の果ては知らぬ顔の半兵衛をされた、泣き寝入りの被害者が沢山いるのです。

そして悲しいことには、医療過誤で亡くなりながら、自分が医療過誤で亡くなった等とは思いもしないで、死んでいった人が沢山いることです。

たまたま発覚しましたが、東京女子医大病院の禁止薬剤による12名の子どもの死亡事故も、発覚しなければ、「自分が医療過誤で亡くなったなどとは思いもしない人々」の中に含まれていたのです。

医療過誤で2歳の子どもを失った父親は2014年（平成26）5月22日に記者会見し、涙を流して語りました。病院と争うなんて思ってもいなかった。なぜ息子は死んだのか、真実が知りた

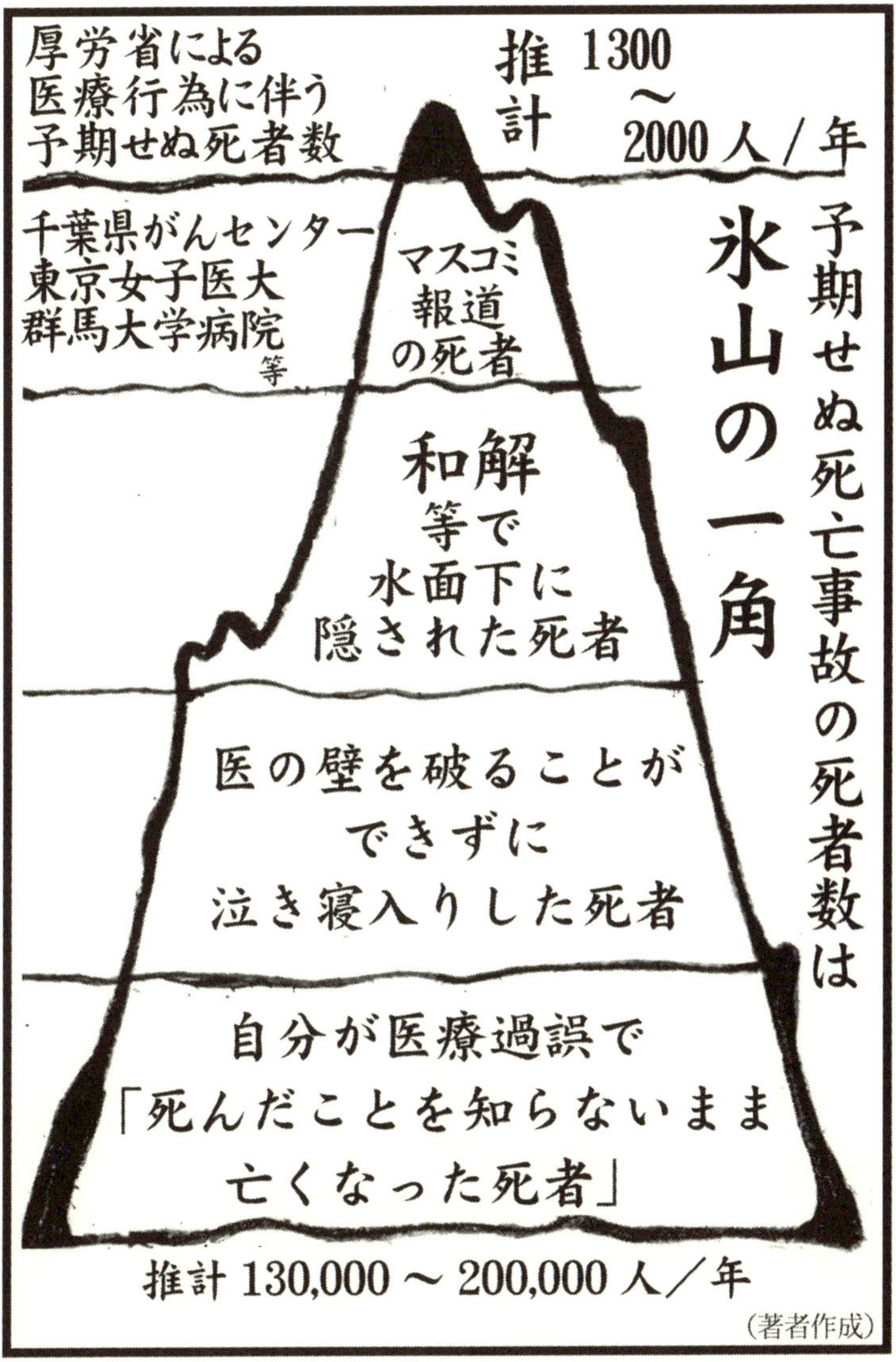
厚労省による
医療行為に伴う
予期せぬ死者数
推計 1300
〜
2000人／年
千葉県がんセンター
東京女子医大
群馬大学病院
等
マスコミ
報道
の死者
和解
等で
水面下に
隠された死者
医の壁を破ることが
できずに
泣き寝入りした死者
自分が医療過誤で
「死んだことを知らないまま
亡くなった死者」
氷山の一角
予期せぬ死亡事故の死者数は
推計 130,000 〜 200,000人／年

（著者作成）

い」と述べていました。

この事故も当初は「自然死、病死」として扱われていたのです。医療関係者は最初から自然死ではなく異常死であることを知っていたにもかかわらず死亡診断書は自然死、病死だったのです。死亡診断書は事故を起こした医師が書くと思います。自分や医療機関にとって都合の悪い診断書を書くことはないと思います。

そして更に事故の届け出を火葬にした後で出したのです。医療過誤の届け出を火葬前に出さなかったのは、司法解剖に回されることを恐れたのです。司法解剖されれば原因が特定され自分達の落ち度が明確になり不利になります。火葬後であったら解剖して死因を特定したくても解剖することはできません。意図的に証拠隠滅を謀ったと思います。被害者の遺族を病死、自然死とだまし、火葬後に事故であったと打ち明けたと思います。何もわからない悲しみにくれている無知なる被害者をだます等もっての他です。このような手法で今までにも多くの遺族をだましてきたのでしょうか。神聖なる職業の医者達のやることではありません。

この1例からでも異常死の裏には、思いもつかないほどの医療過誤でお亡くなりになった人々が隠されていることがわかると思います。医療過誤の被害者はあの世で真実を知り無念の内に、最後の最後に信じていた医師達に裏切られたとなげいていることでしょう。罪なことをするものです。あの世で自分をだました医師達を待っていると思います。人をだますようなことはすべきではありません。

東京女子医大病院ではこの前に死亡した11名の子ども達も自然死、病死として扱っていたと思います。もし正直に異常死として届けていれば公表され、原因の究明、対策が講じられ1人の死だけで済んだと思います。

ところが自然死と虚偽の報告をしたため、公表されずに次から次へと、自然死と称した異常死が続いたのです。その結果12名の尊い命が奪われたのです。この病院にはまだまだ隠された医療過誤があると考えるべきかと思います。最悪を予期せよ。そして！　最善を尽くせ！　ということです。

予期せぬ死亡事故、異常死1件の裏には10件の医療過誤死が隠されている、というのはこのようなことからも推測できます。

この事件が報道された後は禁止薬を使っていないと思います。使わないことにより同じ死亡事故は決して起こりません。使うにしても慎重に安全第一で使っていると思います。もっと早く最初の時点で報道されていたらと悔やむのは、11名の命が助かっていた可能性が非常に強いからです。厚労省、マスコミの責任は大きいと思います。

◎厚生労働省へ10の質問とお願い

① 「医療行為に伴う『予期せぬ死亡事故』は年間１３００～２０００件と推計される」とあ

りますが、予期せぬ死亡事故とは何でしょうか。わかりやすく教えてください。

② 予期せぬ死亡事故、異常死とする判断基準を教えてください。何を基準として、予期せぬ死亡事故、異常死と判断するのですか。

③ 予期せぬ死亡事故、異常死の原因は何でしょうか。５つの要因を教えてください。

④ 東京女子医大病院は禁止薬鎮静剤投与によって、過去11名の子どもを医療過誤で亡くしています。11名の子ども達は「予期せぬ死亡事故、異常死」として扱われたのでしょうか。

⑤ もし11名の子ども達が「予期せぬ死亡事故、異常死」として扱われていなかったら、なぜ異常死として取り上げられなかったのか、教えてください。

⑥ 医療過誤による死亡者は、増加傾向にあるのか、減少傾向にあるのか。過去10年間、あるいは統計をとり始めてからの数値を公表してください。

⑦ 医療過誤による死亡者の都道府県別データーを公表してください。

⑧ 複数の医療過誤を起こしている医療機関名、医師名を公表してください。

⑨ 予期せぬ死亡事故、異常死が年間１３００~２０００件もあるのに、私達が報道等で目にするのはせいぜい数十件です。なぜ報道機関に通達し報道させ、警鐘を鳴らそうとしないのでしょうか。

⑩ 今後は「予期せぬ死亡事故、異常死」の場合はマスコミに連絡し、報道させてください。

ご回答をマスコミにお願いします。

これらは再発防止策にもなります。医療過誤は大幅に減少すると思います。是非皆様方のお力で実践し、一人でも悲しむ人が少なくなるようにしてください。人生これからという時に、医師から勝手に幕を引かれ、人生を終えてしまう無念さ、残された遺族の悲しみは筆舌に尽くし難いものです。
万全の対策をお願いいします。

遺族代表　奥田　五郎

◎医療過誤から出版までの流れ

∴２００５年（平成17年）６月
千葉市基本健診を○○クリニックで受診する。診断は異常なし。しかし「肺がん見落とし」
∴２００６年（平成18年）６月
第２回目の千葉市基本健診を同クリニックで受診する。診断は異常なし。しかし「肺がん教えず」後日判明。
∴２００６年（平成18年）９月
他院にてがん陰影発見される。医療過誤発覚。

∴２００６年（平成18年）10月
精密検査の結果。肺がんステージⅢＢ、余命３～６か月の死の宣告を受ける。

∴２００６年（平成18年）11月
カルテ、レントゲン写真他取得。クリニック側の説明受ける。他に医療過誤の被害者がいる可能性が強いので、クリニックの受診者の過去３年分のレントゲン写真読影のチェックを要請する。（会談内容了解の元録音）

∴２００７年（平成19年）８月～10月
医療側クリニックに誠意が感じられなかったため、千葉市に相談する「老人保健事業契約書」を入手する。「事故調査特別委員会」の設置を求める。

∴２００７年（平成19年）10月
千葉市保健所にクリニックへの「監査立入り調査要請書」を提出。回答書受領、不可。

∴２００７年（平成19年）11月２日
妻和子、医療過誤により肺がんで死亡。

∴２００８年（平成20年）４月
千葉市、クリニック共に誠意がないので千葉県警察に相談する。刑事事件として捜査に入る。

∴２０１０年（平成22年）春

捜査終了　送検できず

∴２０１０年（平成22年）夏～冬

ＡＤＲ（裁判外紛争解決）申請するが、千葉市は参加を拒否する

∴２０１０年（平成22年）12月

医療側クリニック医療過誤を認め和解する。医療側が事故を認めたので千葉市は逃げることができない。

∴２０１１年（平成23年）初冬～冬

請願活動　代表的３つの政治政党と交渉。

∴２０１２年（平成24年）夏～秋

公文書開示請求。死者（妻）の個人情報開示請求。千葉市への質問状提出、回答書受領。

∴２０１３年（平成25年）４月25日。

毎日新聞が全国版に「がん見落とし調査せず」女性死亡健診実施の千葉市。と大体的に記事を掲載する。ＮＨＫがＴＶ、ラジオで報道。

∴２０１３年（平成25年）４月25日

記者会見、千葉市の怠慢、驕りを正し、契約を順守させ、市民の安心安全のため「事故調査特別委員会」を設置するよう強く訴える。

∴２０１３年（平成25年）４月26日

全紙が「千葉市基本健診で女性死亡」と記事掲載する。

∴２０１３年（平成25年）９月30日

第三回千葉市議会定例会で前議長自民党小川議員が「肺がんに関して、本市の健診体制を揺るがすような報道がありました」と一般質問で追及。

∴２０１３年（平成25年）12月６日

毎日新聞社が「がん見落とし調査せず」のその後として、２０１３年記者ノートに「妻の死無駄にしない」と記事掲載。

∴２０１４年（平成26年）～現在

これ以上、医療過誤の被害者を増やさないために活動中。

∴２０１５年（平成27年）３月10日

『医療過誤　遺族がしてきたこと』上梓。

第20章　医療過誤と闘った『遺族の20の戦法』

◎遺族として実践してきたこと

妻が医療過誤にあった時から今日(こんにち)まで、遺族がたたかってきた①～⑳の20とおりの方法と解説を時系列で参考に述べておきます。またこれからの方法㉑～㉝等も追記します。効果があります。医療過誤を無くすためにも活用してください。

【20の戦法】

①　医療過誤を起こしたクリニックとの折衝……

医療過誤の状況を把握しないことには今後の方向付けができないので、クリニックに連絡を取り、説明にきてもらいました。その際、カルテ他必要資料を持参するよう依頼しました。この時注意したことは、穏やかに話を聞くことです。私が話をするのではなく、相手方に話をさせること、相手の手の内や、人間性を知ることでした。

そのためには話しやすい雰囲気づくりを心がけました。私が感情を出せば相手方はこれはまずい、危険だと察知して身構えてしまいます。そうなると自分の不利になるような発言はしなくなり、自分達の有利になるような作り話しかしなくなります。相手方が安心して話をできるようにしてください。この間にしっかりと今後に役立つ情報を収集してください。

私はこのようにして話を聞き、資料をいただき、気持ちよくお送りしました。相手の心が豹変しなければ、よいかどうかはわかりませんが、この問題は表に出ることなく、円満解決したと思います。ところが豹変しましたので、いろいろなことを考え、動きました。この間の情報が役に立ちました。

②　保健指導課……

医療過誤は初めての体験でしたので何もわかりません。取り敢えず保険指導課にあたり、感触をつかみ、次の手を考えようと思い、訪問しました。実りはありませんでしたが、悪い意味の男性公務員と良い意味の女性公務員を知ることができたのが収穫でした。

③　千葉市保健福祉局健康部　健康企画課……

たたかうにしても「敵を知り己れを知らば百戦危うからず」です。相手を知らなければ的を射た戦いはできません。千葉市基本健診とクリニックの関係はどうなっているのか、契約書を入手して確認いたしました。この契約条項を元にして折衝を重ねています。契約書を入手してなかったら、たたかうことはむずかしかったと思います。必要なものは早い段階で入手することです。遅くなりますと、その資料はもう無くなったと言われかねません。

④ 保健所……

医療関係のことですから保健所へも足を運び、クリニックへの査察を要望すると同時にレントゲン読影のチェックもお願いしました。少しでも思い付いたこと、可能性のあることならなんでもやる。という気持ちを強く持っていました。ここでものにならなくても、何かのヒントを得て次へ展開させていく「犬も歩けば棒に当たる」を実践しました。

⑤ 厚生労働省……

基本健康診査による医療過誤です。「市」や「県」単位ではなく「国」が主力としてやってきている事業です。ことを大きくして火の手をあげようと考えました。厚労省へも相談しました。市の公務員よりはるかに親切で相談にのってくれました。保健所よりの回答がきたのはその効果ではないかと思っています。

一点だけで終わらすことは無く次から次へと広げていくことです。点から線、線から面へと展開させていきました。必ず何かしらのヒントなり教訓があります。行政処分についても問い合わせをしました。

⑥ **千葉市市長への手紙……**

制度があることを知り、手紙やFAXを出しましたが、何の音沙汰もありませんでした。効果はありませんでしたが、千葉市の不誠実さをあらわすいい証拠になります。いつの日か役に立つ時があります。記録に残すことがとっても大事です。

⑦ **「ネットワーク」……**

市議会議員（現他党）を近所の人から紹介していただき、議会での活動を依頼しました。半年以上たってから「できない」と断りが入りました。利害関係で割に合わないと判断したのでしょう。言葉と行動、これも勉強になりました。

⑧ **警察、刑事事件……**

最初は考えていませんでしたが、千葉市は動く気配もなく、クリニックも音無の構えで、ラチがあきません。地域住民の死が迫っているのです。悲痛な思いで警察に行きました。「決してあきらめない。何としても事件として取りあげてもらう」という強い決意を持っていました。刑事さん達は鬼ではなく仏でした。

⑨　ADR（裁判外紛争解決）……

千葉市は参加拒否しました。相手方（クリニック）に事故を認めさせることができたのが大きな収穫でした。「肉を切らせて骨を断つ」の心境でした。ADRは費用もやすく、やる価値があります。

⑩　請願……

請願をして事故原因の究明、再発防止策、公表を考えましたが、各党よりの賛同を得ることができず、断念しました。請願はできませんでしたが、この過程で人脈ができ、大きな成果をあげることができました。

⑪　個人情報開示請求……

遺族の要望をなぜ拒否したり、無視したりするのか。千葉市の動き、クリニックの動き等を知り、次の一手を考えるため開示請求をしました。遺族にとって必要な情報はすべて黒塗りでした。この黒塗りの情報が千葉市の答であり心だと思いました。黒塗りの情報も役に立てることができます。

⑫　**千葉市への質問状……**

故人情報開示請求と同時に公共の利益のためにと質問状を配達証明付郵便で送付しました。口頭ではなく書面にて確認するためです。

⑬　**マスコミの活用……**

千葉市は事故調査特別委員会を設置しませんし、公表する気配もありません。そのため、マスコミにお願いして、市民に警鐘を鳴らしてもらいました。取材から記事になるまでは一年近く要しました。第一報を毎日新聞社が全国版で報道してくれました。積極的にマスコミに協力を要請することも肝要です。

⑭　**記者会見……**

日本全国の人々に、情報を発信できる数少ない方法の一つです。今までの経緯を話し、千葉市の驕り怠慢を是正し、事故調査特別委員会を設置させ、市民の安心安全を守ってくださるよう強く要請しました。

⑮　**全紙が報道……**

ＮＨＫ、毎日新聞社をはじめ各新聞社が報道してくれました。

⑯　**議会にて一般質問……**

マスコミだけでなく前市議会議長小川氏が議会で千葉市の基本健診のあり方を追及しました。議事録に掲載されました。請願の縁が生きました。このような方が市長であったら、この医療過誤の問題は発生しませんでした。

⑰　**本の出版……**

新聞やＴＶの効果は非常に強く、効果がありますが、残念なことには一過性ですぐに人々の記憶からなくなっていきます。少しでも記憶に長くとどめるにはどうしたらよいかを考えました。また新聞やＴＶは制限があり表面的になりがちで詳細を伝えることはむずかしいです。

千葉市の基本健診で医療過誤があって市民が死んだこと、その時の医療関係者や千葉市の対応がどうであったのかを知っていただくことが必要と思いました。本であったら詳細を書くことも、できますし人々の目に触れる機会も多くなります。記憶にとどめることもできます。そこで本書を出版することにしました。

●遺族の方は医療過誤をすこしでもなくすためにもっと積極的に声をあげて、自分達の悲しく辛かった体験談を世間に知らせたほうがよいと思います。また加害者の医療関係者等の無慈悲な対応も教えてあげるべきです。家族を医療過誤で亡くされ、さらに遺族の心をボロボロにする誠意なき加害者の実体を世の中に伝えることです。本の出版、これも医療過誤をなくす一つの方法です。費用はかかりますが、非常に有効な手段です。

【企画出版と自費出版】

本を出すには「企画出版」と「自費出版」があります。企画出版とは出版社が本作りの費用をすべて出し、著者であるあなたには印税が支払われます。活字離れの現在、本が売れず、あなたがその道の権威者か、相当有名でなければ引き受ける出版社はないと思ったほうがいいと思います。

自費出版は、自分ですべての費用を出して出版します。**この費用の中には出版社の利益も含まれています。そのためかなりのバラツキがあります。**

自費出版の費用は、大体100万円から大手出版社で500万円位でしょう。その時気を付けなくてはいけないことは、あなたが言いたいことが、あなたの本に充分に反映することです。なかには出版社の意向が強く出すぎて、あなたの本でありながら、内容は全くあなたの意に反したものになる場合もありますので注意してください。それと相手方出版社（編集者）との相性も大事だと思います。**自費出版を引き受けてくれる所は沢山ありますので、あなたに合う良心的な出版社を捜すとよいと思います。**できれば医療過誤関係の本を出した経験のある出版社の方が無難かも知れません。

⑱　**電子書籍……**

一人でも多くの人のお役に立ちたいので電子書籍での出版も同時に行います。今、従来の紙に印刷した本が、電子本という形態で販売されるようになりました。書籍の出版と同時に電子書籍の出版もできるようになったのです（**出版社によって、電子化ができないところもあります。あなたが電子書籍を希望するのであれば、両方できる出版社が良いと思います**）。多くの人々の目に触れるには伝える方法が一つよりも二つ、二つよりも三つ、より多い方が人の目に留まります。電子書籍は向学心のある若年層の方達が活用しています。書店まで行って本を買う必要がありません。現代のスピードに合った方法です。

若年層の方達のお父さん、お母さんが被害を受けた、祖父母が、親類が、友人がといったケースが多いと思います。医療過誤で主として情報を収集したり、アドバイスをしたりするのは若年層の方達です。簡単に知識を得ることのできる電子書籍は時代に合った方法です。また電子書籍は、書店の棚に在庫される本のように、売れてしまったら市場から消えてしまうことはありません。インターネットで検索すれば、いつまでも電子書店サイトで販売されます。在庫切れということがないのです。長い目で見ると、有益な出版方法です。今はまだ少ないかも知れませんが、数年後には電子書籍が主流になっているかも知れません。

⑲　図書館への寄贈……

原稿を書いて出版しても多くの人の目に触れ、読まれ、役に立たなければ、何の価値もありません。自己満足だけで終わってしまいます。

一般の人が問題に当たった時や、調べ物をしたいと思った時に行くのは本屋（書店）ではなく、多くの本が揃っている図書館です。医療過誤の被害にあって、医療過誤について勉強したいと思う人はインターネットで検索したり図書館へ行って捜します。ただ図書館に行っても医療過誤の本は少ないのが現状です。

そこで日本全国の図書館へ寄贈し多くの人に情報を提供し役立たせて戴こうと考えました。最初は小さな火かも知れませんが、やがて大きな燎原の火のようになる可能性が有ります。

医療過誤の被害者の方達、もし本を出版されましたら是非全国の図書館へ寄贈し、多くの仲間達に協力してあげてください。

【寄贈先図書館】

㋑ 日本全国（47都道府県）の県庁所在地の主要図書館
㋺ 47都道府県の主要上位三市の主図書館
㋩ 千葉県内の主要市の主図書館
㋥ 千葉市内の全図書館
㋭ 医学部のある大学の図書館（学生達に医療過誤被害者の心、医師への信頼の大切さを知って戴く）
㋬ 看護学校の図書館（医療過誤被害者の心、あなた方の心の支えの重要度を知って戴く）
㋣ その他、役立つと思われる所へ寄贈

㋠ 本書を希望される図書館、又は団体の方は出版社へ申し付けてください。寄贈いたします。

【医療過誤被害者団体へ寄贈】

この問題で一番悩み苦しんでいるのは医療過誤の被害者の方達です。本書がすこしでもお役に立てばと思い寄贈します。

【医療過誤被害者団体】

・**医療過誤原告の会**……関東・中部・関西・九州の4つの地域支部がある、医療過誤の被害者により構成される団体、東京都は東村山市。メール：info@genkoku.net

・**医療過誤情報センター**……弁護士と医療スタッフと医療被害者を結ぶヒューマンネットワーク。名古屋市東区。メール：mmic001@mint.ocn.ne.jp

・**医療過誤調査会**……医療過誤の鑑定を柱に活動している医療従事者の団体。連絡先はインターネットで要検索。

・**医療過誤110番**……電話相談ができるところ。ただし、電話の場合は充分に準備してからのこと。

東京：**医療消費者ネットワークMECON**　03―3332―8119

東京：**患者の権利オンブズマン**　03―5953―3121

京都：**京都医療ひろば**　075―365―2633

福岡：**患者の権利オンブズマン**　092―643―7579

・**神奈川医療問題弁護団**……医療過誤被害者の被害回復と医療改善を目指して結成された弁護団。横浜市中区。連絡はインターネットで要検索。
・**医療問題弁護団**……医療被害の救済、医療過誤再発防止、患者の権利確立、安全で良質な医療の確立などを目的。連絡先はインターネットで要検索。
・**医療情報の公開・開示を求める市民の会**……医療界の健全化のために、医療情報の公開・開示を求めている会。メール：jimukyoku-hiroko@nike.eonet.ne.jp
・**医療の良心を守る市民の会**……患者のためを思って行動した良心的な医療従事者を守り、物心両面で支える団体。メール：liaison_office@yahoogroups.jp
・**医療安全支援センター・保健所**……全国にある公的医療相談窓口。連絡はインターネットで要検索。
・**厚生労働省 医療安全推進室**……厚生労働省内の医療安全に対応する部署。連絡はインターネットで要検索。
・**医療の良心を守る市民の会**……代表、永井浩之氏（都立広尾病院で奥様を医療過誤で亡くされました）。ホームページ：http://ryosin.web.fc2.com

⑳　**書評依頼**……
大手新聞社、地方の新聞社等に本を進呈し書評を依頼する。難しいと思いますが書評が載れば、

それを読んだ医療過誤の被害者の方達の役に立ちます。医療界の人も本を読み気を引き締めて医療に取り組んで頂ければ有り難いことです。

＊

世の中に広く知らしめるため20とおりの方法をやってきました。まだ継続中のものもあります。1つ1つは小さいことかも知れませんが、外堀を埋め、内堀を埋め、段々と天守閣に近づいてきたと思っています。これ以外にも次のような方法があります。参考にしてください。

◆――すぐできる、すぐ役立つ戦法――

㉑ **講演、執筆……**

私の経験、体験がお役に立つなら、講演活動や執筆も考えています。

㉒ **ポスター……**

医療機関周辺の知人宅を活用してポスター作成貼付。

㉓ **駅でチラシ・署名活動……**

最寄駅、周辺駅での署名活動、チラシ配布、呼びかけ運動。

㉔　**医療機関周辺でチラシ・署名活動……**
医療過誤を起こした医療機関周辺での署名活動、チラシ配布。

㉕　**折込みチラシ……**
新聞へ折込みチラシを入れる。費用はかかるが、地域を絞り込むことができるので効果はあります（ただし、1、2回ではなく繰り返しが必要）。

㉖　**集団活動……**
医療過誤被害者のネットワークを活用しての集団活動。集団交渉。広報誌に掲載。数の力は大事です。

㉗　**インターネット……**
インターネットで医療機関のホームページにアクセスして多くの人に呼びかけたり、抗議する。

㉘　**ホームページ……**
ホームページを作成して、地域医療過誤の被害者を結集して集団交渉。

㉙ 裁判の傍聴人

もし裁判になったら、ご近所の人や友人、知人、医療過誤の被害者の方達に声をかけて、なるべく多くの人を裁判の傍聴人として動員することです。

医療者側の手の内をよく聞いてもらい、真実を知って戴くことです。ご近所の人達にとって、これからの病院選びにもなります。通院してもいい医療機関なのか、通院しない方がいい医療機関なのかがよくわかる場所でもあります。

医療側も医療過誤の被害者も、ご近所の方の前では、あまり露骨な主張はできなくなります。裁判には勝ったが患者がいなくなって倒産してしまったでは困ります。また、友達がいなくなって一人ぼっちになってしまうのも困ります。双方共に一歩引いた時点での話し合いができるのではないかと思います。

ただ、我々弱者（医療過誤の被害者）にとっては、数の力は大変重要なことです。数の力は勇気を与えてくれます。団結することです。

㉚ マスコミへ連絡

裁判の日程、内容、争点、前回傍聴参加者数等を各新聞社へ連絡して、取材依頼をすることも必要です。首尾よく記事として掲載していただけたら効果は絶大なものになります。やるだけの価値は充分あります。

㉛　各医療過誤の被害者団体への連絡、協力

医療過誤の被害者同志でネットワークを作り、一致協力して裁判等に臨む。他組織であっても時間のある人は裁判を傍聴して協力してあげる。協力してもらった人は、その方の裁判なり活動に協力して助けてあげる。お互いに助け合ってやらなければ医療過誤は減りません。

一人一人で戦うのではなくて、協力して数の力で戦うのです。一人では負けます。

㉜　本の寄贈……

これからも効果があると思われる所、必要としている所へ寄贈を続けます。

㉝　その他……

その他その時々に応じて考えられる、ありとあらゆるフェアな手段。相手に誠意がなければ新しい方法を考えて交渉せざるをえません。無念の内にお亡くなりになった医療過誤被害者の方を忘れないでください。これは医療過誤被害者や遺族のためだけでなく、これから発生するであろう将来の医療過誤被害者をなくすために必要不可欠なことなのです。

おわりに

8年前、医療過誤で亡くなった妻は私に「試練」という名の最大のプレゼントをくれました。その試練の経緯を一冊の本にしました。

すこしでも多くの人のお役に立つことができたら、妻の死は無駄死にではなく、価値ある死です。私も与えられた試練に応えることができたという証になります。

この本は妻が私にくれた最後のバースデープレゼントです。

試練に耐えることができたのも、新井ご夫妻、石井氏、一ノ宮氏、伊藤氏、伊藤ご夫妻、岡崎氏、小川氏、沖田氏、尾崎氏、葛西氏、香谷氏、川崎氏、北川氏、北島氏、木地氏、小林氏親子、小堀氏、佐藤ご夫妻、山東氏、椎谷氏、島田氏兄弟、柴崎氏、菅間ご夫妻、高梨ご夫妻、高橋ご夫妻、高橋氏、高山ご夫妻、瀧野氏、田中氏、谷氏、田宮ご夫妻、富谷氏、長広氏、野本氏、平林氏、藤田氏、古川氏、星氏、堀氏、前川氏、前多氏、松永ご夫妻、松本ご夫妻、矢部氏、山田氏、渡邉氏（以上、五十音順）のお蔭です。この他にも、特別なお名前のため、ご迷惑をおかけしては申し訳ないので、差し控えさせていただいた方々もいらっしゃいます。

各皆様方の目に見えない暖かなご協力の賜物と深く深く感謝いたします。

ありがとうございました。

２０１５年（平成27年）３月10日（誕生日）

奥田　五郎

●著者プロフィール

奥田 五郎（おくだ ごろう）

1946年（昭和21年）3月10日。東京に生まれる。

1947年（昭和22年）1月2日、妻和子和歌山に生まれる。

1969年（昭和44年）和子、同志社大学、英文学部卒業。

1972年（昭和47年）7月、和子と結婚。

2006年（平成18年）11月、和子、医療過誤で末期肺がんⅢb、余命3ヶ月、死の宣告を受ける。

2007年（平成19年）11月2日　妻和子医療過誤による肺がんで死亡。

2006年（平成18年）～2014年（平成26年）医療過誤の被害者を一人でも少なくするため活動中。

2015年（平成27年）3月10日、五郎誕生日に『医療過誤　遺族がしてきたこと』を脱稿し、上梓。

医療過誤（いりょうかご）　遺族（いぞく）がしてきたこと
——たった一人（ひとり）、真相糾明（しんそうきゅうめい）、20（にじゅう）の戦法（せんぽう）

2015年3月20日　初版第1刷発行

著　者　奥田 五郎

発行者　小堀 英一
発行所　知 玄 舎
さいたま市北区奈良町98-7（〒331-0822）
TEL 048-662-5469　FAX 048-662-5459
http://chigen.ddo.jp/~chigen/

発売所　星 雲 社
東京都文京区大塚3-21-10（〒112-0012）
TEL 03-3947-1021　FAX 03-3947-1617

印刷・製本所　中央精版印刷株式会社

ISBN978-4-434-20373-2